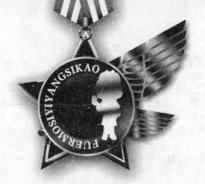

当身体发出求救信号，
要像福尔摩斯一样思考

【韩】南惠荣　　【韩】朴宣玟　　【韩】曹贤喜 ◎ 著
【韩】李胜南 （家庭医学专业医生）◎ 审阅
史方锐 ◎ 编译

吉林科学技术出版社

图书在版编目（ＣＩＰ）数据

当身体发出求救信号，要像福尔摩斯一样思考 /
（韩）南惠荣，（韩）朴宣玟，（韩）曹贤喜著；史方锐编
译 . — 长春：吉林科学技术出版社，2014.6
　ISBN 978-7-5384-7919-5

Ⅰ . ①当… Ⅱ . ①南… ②朴… ③曹… ④史… Ⅲ .
①疾病－症状－基本知识 Ⅳ . ① R441

中国版本图书馆 CIP 数据核字 (2014) 第 125258 号

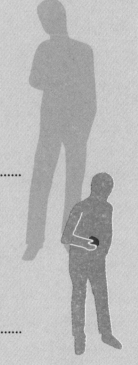

当身体发出求救信号，要像福尔摩斯一样思考

Dang shenti Fachu Qiujiu xinhao Yaoxiang Fuermosi Yiyang Sikao

著	（韩）南惠荣　（韩）朴宣玟　（韩）曹贤喜
审　阅	（韩）李胜南
编　译	史方锐
出 版 人	李　梁
策划责任编辑	隋云平
执行责任编辑	练闽琼
封面设计	长春市一行平面设计有限公司
制　版	长春市一行平面设计有限公司
开　本	720mm×990mm　1/16
字　数	180千字
印　张	13.5
印　数	1—8000册
版　次	2014年12月第1版
印　次	2014年12月第1次印刷

出　版	吉林科学技术出版社
发　行	吉林科学技术出版社
地　址	长春市人民大街4646号
邮　编	130021
发行部电话/传真	0431-85635177　85651759　85651628
	85677817　85600611　85670016
储运部电话	0431-84612872
编辑部电话	0431-85659498
网　址	www.jlstp.net
印　刷	长春第二新华印刷有限责任公司

书　号	ISBN 978-7-5384-7919-5
定　价	35.00元

如有印装质量问题　可寄出版社调换
版权所有　翻印必究　举报电话：0431-85659498

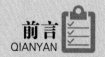

如果能早点知道我身体发出的异常信号的话……

"健康贵在保持。"这句话我们已经听了无数次了。为了健康，我们需要一个好帮手，但是对于对医学一窍不通的人来说，这并不是一件容易的事。

在做有关健康的节目和医学纪录片的过程中，我们接触了很多患者，对于他们的痛苦我们感同身受。比如，对身体出现的小斑点不在意，最终导致皮肤癌的奶奶；忽略了身体上的青肿（皮下出血），最终被诊断为白血病，不得不终生接受抗癌治疗的小孩；每天都感觉疲劳，最后得肝癌去世的中年父亲……他们是不是因为忽略了身体发出的某些信号，而导致失去健康呢？如果人们能够及早知道身体发出的异常信号和警告，那结果会是怎样的呢？本书就是从这些惋惜中开始的。

医学技术的发展正在帮助失去健康的人们找回健康的生活。虽然有很多人因忽略疾病的早期症状最终使病情恶化，甚至患上绝症，但还是有很多患者通过早期诊断和治疗，又重新过上了健康的生活。现在的时代不是"知道病"的时代而是"知道药"的时代。能够自己治愈疾病不是什么"奇迹"，治好疾病也不一定需要什么名医，而是靠"对于自己身体坚持不懈的关心和健康常识的积累"。现在，不是生病才去治疗的时代，而是能够预防疾病的时代。

我们努力让这本书看起来不晦涩难懂。我们要让不会电脑的老年人、对生涩的医学用语望而却步的普通人、我们的爷爷奶奶、我们的父母都能很容易地理解书中的内容。

本书以作者在录制电台节目过程中亲眼所见的一些患者的经历为依据，阐述了一定不要轻易忽略的早期症状，以及忽略这些症状可能导致的重大疾病。

希望本书能够让广大读者了解关于保持健康和预防疾病的基本知识，让大家能够享受健康幸福的生活。

目录
MULU

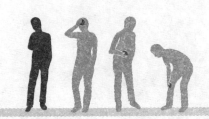

第一章　全身

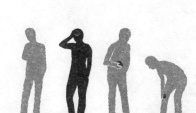

第二章　头部

目录
MULU

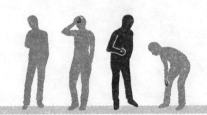

第三章　上身

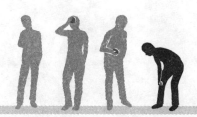

第四章　下身

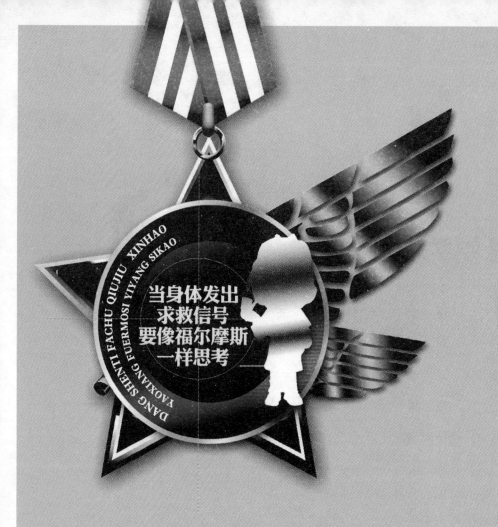

当身体发出
求救信号
要像福尔摩斯
一样思考

DANG SHENTI FACHU QIUJIU XINHAO
YAOXIANG FUERMOSI YIYANG SIKAO

第一章　全身

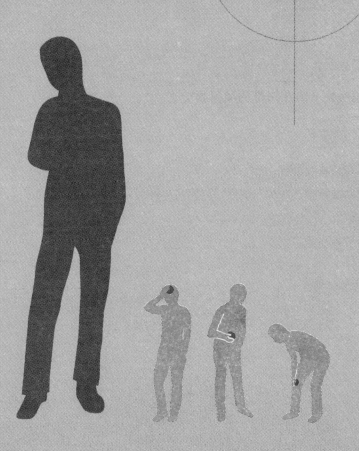

荨麻疹

症状说明

荨麻疹是一种皮肤肿胀成红色或白色，并伴有严重痒症的皮肤疾病。按照发作时间分为急性和慢性两种。急性荨麻疹主要由于食物、药物、化妆品使用不当引起，大部分6周以内就会好转。但是持续6周以上就要注意可能是慢性荨麻疹或其他疾病。

✔ 推测疾病（请在相符的项前画√）

血管水肿

☐ 荨麻疹持续6周以上。

☐ 皮肤及黏膜、眼皮、嘴唇、口腔内、舌头、喉头部位严重水肿。

☐ 腹痛。

☐ 伴有鼻炎或哮喘。

过敏性休克

☐ 经历过特定过敏原引起的全身荨麻疹。

☐ 呼吸困难、腹痛、昏迷。

疾病①

血管水肿

 病例 30岁 金美惠
荨麻疹反复超过一个月！

　　最近荨麻疹经常犯。第一次发病的时候感觉像被虫子咬，然后痒的部位开始水肿，越痒水肿的越厉害，水肿的部位也在扩大。刚开始几次觉得是荨麻疹的症状忍忍就过去了，但是从第一次发病开始，一周之后每两天就发病一次。去社区医院的皮肤科检查说是急性荨麻疹。在皮肤科拿了药吃，但是大大小小的荨麻疹还是经常犯，前几天更厉害了，只好请假休息。荨麻疹反复发作到底是怎么回事呢？

什么叫血管水肿

　　血管水肿是皮肤深处或皮肤下面，或者黏膜下面的血管里有体液渗出，充满在其周围组织间隙中，即产生水肿的症状。血管水肿常伴随荨麻疹，正因为如此，血管水肿常常被认为是单纯的荨麻疹或皮肤病。急性荨麻疹也是过敏症的一种，但是血管水肿不是轻微的皮肤病，而是严重的过敏性疾病。

血管水肿的原因

　　血管水肿主要是由于食物、花粉、家庭灰尘之类的过敏原引起的；周围环境温度的急剧变化（寒流过敏、光线过敏）也可能引起血管水肿；压力、精神紧张也是引起血管水肿的原因。

血管水肿的治疗

荨麻疹通过服用抗组胺药或激素后就能马上看到效果。血管水肿一般也是通过抗组胺药或激素进行治疗。

急性荨麻疹一般是由于饮食不当、药物或最近使用的化妆品所致。但是为了从根本上治疗不明原因引起的血管水肿，就要通过做过敏反应检查，找到引起过敏的原因再进行诊断治疗。

血管水肿的预防

血管水肿第一次发生的时候，找到准确的原因是非常重要的。通过找到引起过敏的原因进行治疗，为避免以后复发，日常生活中一定要远离过敏原。

疾病②

过敏性休克

病例 4岁 金恩西 妈妈
宝宝因为起疹子进了急诊室

今天宝宝边吃零食边玩积木，玩着玩着突然全身起疹子且呼吸困难，到后来宝宝好像要背过气似的，把我吓坏了，赶紧拨了120送到了急诊室。宝宝原来有鼻炎，所以我一直很小心，因此也没得过什么大病，这次真把我吓坏了。

医生首先问我给宝宝吃什么了，中午吃的酱豆腐汤、辣白菜、紫菜、煎鲅鱼，零食吃的是姥姥在济州岛旅行时给买的花生和牛奶。紧急抢救后，宝宝的呼吸渐渐平稳了，疹子也退了，状况好转之后做了过敏反应检查，医生说宝宝对花生和坚果类的东西严重过敏。这也是病吗，需要治疗吗？

什么叫过敏性休克

过敏性休克是严重的、致命的全身性过敏反应。过敏性休克是由于摄取了导致机体过敏的物质或接触到了过敏原，致使全身起疹子，内部脏器连同呼吸道肿胀，严重时30分钟内就能致人死亡。

导致过敏性休克的原因

过敏性休克患者有50%以上过去有过因以下物质引起的过敏性疾病（鼻炎、哮喘、血管水肿等）。

1. 食物：鸡蛋、荞麦、花生、坚果类，或者虾、螃蟹等甲壳类动物。
2. 药物：盘尼西林、非甾体类抗炎药物、造影剂。
3. 被蜂蜇，或者被蚂蚁咬。

过敏性休克的治疗

过敏性休克是发生30分钟内即可致人死亡的危险疾病。一旦发生即要前往最近的医院接受治疗。使患者血压上升、气管扩张、供给氧气，并及时用肾上腺素、抗组胺药和激素进行治疗。

过敏性休克的预防

过敏性休克是由特定过敏原引起的疾病，所以远离过敏原是最好的预防方法。平时如果怀疑有过敏情况发生的话，应及时到医院做过敏情况检查和皮肤反应检查，通过过敏原检查才能很好的了解并远离过敏原。

斑块、斑点

 症状说明

　　斑有先天长成的，也有因为紫外线、压力、药物、激光治疗等外部因素影响生成的。大部分情况下，斑都不是疾病的症状，但是突然长了和现有的斑不一样的斑时就要考虑是不是得了疾病。

✔ **推测疾病（请在相符的项前画√）**....................................

皮肤癌

☐ 斑块不对称或边缘不规则。

☐ 褐色或黑色，颜色多样，不是一种颜色。

☐ 比别的斑大。

☐ 斑的面积在慢慢变大。

☐ 出现出血现象。

神经纤维瘤

☐ 直径0.5厘米以上的咖啡色斑点，持续6个月以上。

☐ 2个以上神经纤维肿瘤。

☐ 腋窝、下腹、大腿有雀斑。

☐ 家族中有神经纤维瘤患者。

疾病①

皮肤癌

 病例 **61岁 李顺金**
脚掌上的斑越来越大，并且有脓！

有一天剪脚趾甲的时候，发现脚掌上长了以前没有的斑，当时没太注意，但是后来斑越来越大。发现这个斑已经两年了，现在这个斑长到1元硬币那么大，最近斑周围有脓了，还有刺痛感。这个斑是不是病，要去皮肤科还是外科？

什么叫皮肤癌

皮肤癌是皮肤基底细胞癌、鳞状细胞癌、黑色素瘤等各种恶性皮肤疾病的总称。肤色浅的人容易得皮肤癌，皮肤癌分以下几种。

●黑色素瘤

经常发病的部位是手和足，较少见于脸（特别是鼻子和脸颊）、背等部位。大部分没有症状，看上去就是个普通的黑色的斑点或结节，所以容易被误认为是斑。黑色素瘤在皮肤癌中以转移概率和致死概率较高而被人们所熟知。

●皮肤基底细胞癌

经常发病的部位在面部。刚开始是表面光滑、半透明的普通结节，慢慢长大后，出现中间凹陷并伴有溃疡。由于其同时可伴有色素增多，所以有褐色和黑色的基底细胞癌。

●鳞状细胞癌

经常发病的部位是头部、手背、脚背、下嘴唇、耳郭等部位。瘊子模样，大部分伴有溃疡，摸的时候有坚硬感，边缘不明显，经常超越了看到的范围，这时候癌细胞已经侵入了。

诱发皮肤癌的原因

●黑色素瘤

推测是由于遗传因素或紫外线照射引发的。父母发病子女也发病的发病率，比单纯的个体发病的发病率高8倍。黑色素瘤中20%~50%是从现有的斑中发病的，特别是从出生开始就有的斑，发病的概率较高。

●基底细胞癌

长时间照射紫外线是主要诱因，特别是远紫外线（UVB）。经常少量照紫外线的人相比偶尔一次过度照紫外线的人更危险。皮肤白、金发、少儿期有雀斑，有皮肤癌家史的情况发病率较高。

●鳞状细胞癌

主要的危险因素是紫外线照射，大部分情况是首先得光化性角化病或Bowen病（原位鳞状细胞癌），然后发展为鳞状细胞癌。和基底细胞癌一样，皮肤白、金发、少儿期有雀斑者发病概率较高。

皮肤癌的治疗

第一次患皮肤癌做外科手术治疗，切除包括一部分病变癌细胞周围的正常皮肤组织。转移概率低的地方的小病变可以用冷冻治疗或小手术进行摘除，但是与外科手术相比复发率高。

由于手术不当导致病变扩大或病灶转移的情况，可以考虑用化学疗法或放射线治疗。

皮肤癌的预防

远离紫外线，特别是远紫外线（UVB）的照射。肤色白的人或有皮肤癌家族史的人尤其要注意。

神经纤维瘤

 病例 6岁 边岛星 妈妈
我的宝宝，肚子上有一个很大的咖啡色的斑点

我孩子肚子上长了个很大的咖啡色的斑点，已经6个月了。直径大小有5毫米以上。超过一般的斑的大小，有点担心。我丈夫家族中有一个全身长疙疙瘩瘩斑的病人。他开始的症状也是身上长了大的斑点。我非常担心这个病会不会遗传。到底怎么办啊？

什么叫神经纤维瘤

神经纤维瘤是常染色体显性遗传病，主要特征为咖啡色斑，为多发性，且常对称，可夹杂有脂肪、毛细血管等。

诱发神经纤维瘤的原因

神经纤维瘤患者中虽然有50%是由于新的遗传变异而发病的，但是其他50%则是因为遗传因素而发病的，有神经纤维瘤的父母其子女有约50%会得相同的疾病。

神经纤维瘤的治疗

治疗的主要方法是缓解症状的对症治疗。有神经纤维瘤的父母其子女有50%可能会发病，所以父母有必要做个是否会有遗传诱因的检查和遗传疾病的问诊及深入的诊疗。

神经纤维瘤的预防

因为是遗传疾病，所以没有特别的预防方法。通过了解家族病史的遗传情况，考虑生育后子女的患病风险。

皮下出血

症状说明

摔倒或受到外部冲击，肌肉变青紫，感觉疼痛，主要是皮肤里边的毛细血管被破坏，导致皮肤内充血变青紫。大面积摔打的情况下会使体温稍微上升，但在1~7日内大部分症状会自然消失。

✔ 推测疾病（请在相符的项前画√）

过敏性紫癜

☐ 有近期感冒病史。

☐ 出现低热或头痛、关节痛、腹痛之类的症状。

☐ 腿上有血瘀。

☐ 腿上摸起来有疙疙瘩瘩的小突起。

☐ 有点疼和痒。

☐ 按下皮肤会保持长时间的红色不退。

骨髓增生异常综合征

☐ 出现眩晕贫血症状。

☐ 感觉疲劳。

☐ 体力下降。

☐ 皮下出血出现又消失。

☐ 伴随呼吸困难。

☐ 有鼻出血等出血症状且不容易停止。

疾病①

过敏性紫癜

 病例 **24岁 韩俊西**
即使没受伤也会变青紫。为什么会这样?

我正准备上班,一照镜子吓一跳。整个腿上发现很多平时没发现的红色斑点。从外表看像疹子,像用签子戳形成的血瘀。但是并不像疹子那样严重,也没吃坏东西,更没用签子戳过,不疼也不痒,不知道是怎么回事?

什么叫过敏性紫癜

过敏性紫癜是细菌、病毒、药物等引起的自我免疫性疾病。针对感冒病毒的身体免疫系统把血管误认为是外部的入侵物进行攻击。因为看上去像红色小米似的疹子,所以常被误认为是皮肤炎症,但是如果不及时给予恰当的治疗或病情反复则会导致肾血管损害,症状持续超过4周或反复发作,可能发展为慢性肾炎或肾病综合征,所以要注意观察。

引发过敏性紫癜的原因

过敏性紫癜常发生于婴幼儿时期,一般男性多发。3/4的患者有上呼吸道感染的病史。除此之外,还有细菌感染、饮食、药物、昆虫咬伤、疫苗接种、寒冷刺激等诱因。

过敏性紫癜的治疗

由于免疫系统混乱导致的过敏性紫癜首先要入院保持绝对的安定,之后涂抹抗组胺药或激素等药物,然后缠绷带进行压迫消肿。

过敏性紫癜的预防

感冒时为了不使免疫力下降要吃好、休息好。抗生素或解热镇痛药会使免疫系统混乱，所以尽量少吃。

疾病②
骨髓增生异常综合征

病例 **75岁 崔及万**
不时出现又消失的瘀青

最近身体有点异常，哪儿也不疼，就是没劲儿、没精神，有时手腕、手背之类的地方出现瘀青，3～4天就消失了，但是有瘀青出现的时候常伴有呼吸困难和眩晕、流鼻血止不住。这个讨厌的瘀青，时不时地发生又很快消失，到底是怎么回事呢?

什么叫骨髓增生异常综合征

骨髓中的造血干细胞出现病态造血，在骨髓原位或入血不久就被破坏，导致无效造血的疾病。随着疾病发作，未成熟的白细胞数量会逐渐增加，导致急性骨髓性白血病。高龄患者是高发人群。移植造血干细胞是唯一的治疗方法，没有更多的有帮助的治疗方法。

引发骨髓增生异常综合征的原因

基因异常与发病有密切的关系，也有一部分患者是由于放射线治疗或有抗癌治疗的经历，使骨髓内的造血干细胞功能出现异常，而导致了骨髓的非正常增生。

骨髓增生异常综合征的治疗

唯一完美的治疗方法就是移植造血干细胞。年轻的患者可以考虑积极治疗的同时移植造血干细胞。不到20岁的年轻患者的存活率是60%，50岁以上的高龄患者存活率不到20%，所以说患者的年龄与存活率有着密切的关系，因为随着治疗的进行会产生与之相关的各种并发症。虽然也有造血干细胞移植之外的疗法，但是只会产生一时的效果，并不会彻底治愈。

骨髓增生异常综合征的预防

因为本病病因未明，所以目前没有确切有效的预防方法。只是放射线治疗和抗癌治疗之后发病概率增高，所以要慎重使用。

疲　劳

症状说明

疲劳一般指日常活动之后，出现非正常的筋疲力尽的症状，不能做持续活动或需要集中注意力的事，大部分人经过休息后就可以恢复。但是这样的状态持续6个月的话就会转为慢性疲劳。持续6个月以上的慢性疲劳大部分可能是患有各种疾病。

✔ 推测疾病（请在相符的项前画√）

慢性阻塞性肺疾病

☐ 咳嗽持续数月以上。

☐ 慢性咳痰，痰粘腻、量少，早晨还伴有咳嗽。

☐ 运动时呼吸困难，喘息不能平复。

甲状腺癌

☐ 极度疲劳超过6个月以上。

☐ 突然声音改变。

疾病①

慢性阻塞性肺疾病

 病例 47岁 李胜惠 妻子
挂着氧气呼吸机生活的丈夫，慢性疲劳是祸根。

我丈夫如果没有氧气呼吸机的话根本出不了家门。无论何时都要依靠氧气呼吸机维持呼吸。对于别人来说非常轻便的运动，我的丈夫都会感觉疲劳并且呼吸困难。所以吃饭都不是件容易的事情，吃半碗米饭都要喘口气再吃。由于呼吸困难曾多次被送进急诊室。

丈夫最初的症状是持续几个月的慢性疲劳。丈夫的慢性疲劳是从20岁年轻时候开始，原来喜欢喝酒抽烟。疲劳持续6个月以上之后去了医院，但是还是没有好转，最后发展到靠呼吸机维持正常生活。

什么是慢性阻塞性肺疾病

慢性阻塞性肺疾病是由于吸入了有害的粒子或气体，引起的肺部非正常炎症，使肺功能逐渐降低并诱发呼吸困难的呼吸疾病。

引发慢性阻塞性肺疾病的原因

引发慢性阻塞性肺疾病的常见原因是吸烟。除此之外，还有遗传基因问题、气管过敏反应、大气污染等环境原因，各种病因共同作用，引发了慢性阻塞性肺疾病。

慢性阻塞性肺疾病的治疗

支气管扩张剂对缓解慢性阻塞性肺疾病的症状有重要的作用。与支气管哮喘口服用药相比，支气管扩张剂用作吸入剂的时候效果更加明显，且副作用更少。经常使用的支气管扩张剂有 β_2 受体激动剂、抗胆碱能药物、茶碱类药物。

慢性阻塞性肺疾病的预防

戒烟是预防和减少慢性阻塞性肺疾病发病的最有效的方法。任何年龄的慢性阻塞性肺疾病患者都一定要戒烟。

对于慢性疲劳的误解和真相

"功能性饮料对慢性疲劳有帮助吗？"

当然没有。功能性饮料含有大量的咖啡因，不能减少疲劳，只是一时的达到头脑清醒的效果。形成习惯经常喝的话反而会加重慢性疲劳，很可能会引发不安感、睡眠障碍、忧郁症、头痛等症状，所以必须注意适量饮用。特别是青少年，过度摄入咖啡因的话有增加诱发心脏病的危险。

疾病②

甲状腺癌

病例 **49岁 李智海**
闭经后疲劳感增强，什么也做不了

一年前，闭经后我就进入了更年期，一天脸变红好几次，发热、烦躁、没力气，整天躺在床上但是还是感觉疲劳，肩膀酸痛，睡过觉之后还是不能缓解。汗蒸、按摩，疲劳感也不消失，因为疲倦，嗓音也常常沙哑。据说更年期都会感觉无力、烦躁、疲倦，我的这些症状都是更年期的表现吗，必须去医院吗？

什么叫甲状腺癌

甲状腺是在甲状软骨下面，位于气管前边成蝴蝶状的组织，有产生和储存激素再传输给其他器官的功能。甲状腺癌是甲状腺里生成癌的总称，是最常见的甲状腺恶性肿瘤，女性多于男性。

甲状腺癌与其他癌症相比，发病速度缓慢，手术后90%的患者可以存活。甲状腺癌分为乳头状癌、髓样癌、滤泡状腺癌、未分化癌等。

在韩国甲状腺癌中乳头癌占95%，治愈率高达98%。手术愈后积极检查和治疗的话大部分都能痊愈。一般癌症5年内不复发的话就会完全康复，但是甲状腺癌在10~20年之后还可能复发。所以即使当时手术成功，还是需要持续的观察。

引发甲状腺癌的原因

大部分甲状腺癌发病原因不明，但是进行放射线治疗或遗传基因等都是甲状腺癌发病的危险因素。

甲状腺癌的治疗

最好的治疗方法是手术。手术的范围首先要考虑到患者的年龄和肿瘤的大小情况再做决定。术后要补充不足的激素，为了抑制甲状腺癌的复发，患者要服用甲状腺激素药剂。

甲状腺癌的预防

目前为止还没有明确有效地预防方法，如果家族中有甲状腺癌患者的话，最好定期做检查。

体重变化

症状说明

　　体重是包括皮肤、肌肉、内脏等软组织和骨头、血液、水分等构成人体所有组织的综合重量。体重在发育期为维持健康会不断地增加，发育完成期将到达出生时期的15~16倍。根据季节不同，秋天体重增加，夏天体重减少。体重增加最多的年龄是女性7~13岁，男性7~16岁。体重变化是测定身体发育、营养状况的健康指标。所以如果没有特殊的情况，体重迅速变化的时候就要注意是不是患有疾病。

推测疾病（请在相符的项前画√）

糖尿病

□ 总是感觉口渴。

□ 小便量突然增加，常上厕所。

□ 最近体重急剧下降。

糖尿病

病例 32岁 金贞恩
以为是减肥成功,原来是生病了!

我身高167厘米,体重74千克,一直坚持减肥。我为减肥做了很多努力,比如调整饮食、喝水代替喝咖啡等。刚开始没什么效果,但是体重在一个月前开始急剧下降。我非常开心,以为是我的减肥法见效了,但是我觉得体重下降得太快了,一周内体重下降了3千克。刚开始大家都说我变漂亮了,但是后来大家就问我是不是病了,我的食量与减肥前一样,但体重还是下降。检查以后说是糖尿病,难道体重变化就是疾病的危险信号?

什么叫糖尿病

糖尿病是一种体内的胰岛素分泌不足或作用缺陷,不能维持正常功能的代谢疾病。糖尿病病人血液内的葡萄糖浓度变高会有高血糖特征,因此会引发很多并发症,并且尿液中有葡萄糖排出。代表性的并发症有糖尿性视网膜病(有失明的可能性),糖尿病肾病(肾脏功能障碍严重时需要透析),糖尿病神经病变(疼痛和酸麻),以及心血管疾病的发病率也较高。

引发糖尿病的原因

1型糖尿病(T1DM)是完全不能自身生成胰岛素,2型糖尿病(T2DM)是胰岛素相对不足,二者是复杂的遗传因素和环境因素共同作用造成的。还有胰腺手术、感染,以及药物的作用,也可能导致糖尿病。

糖尿病的治疗

首先通过做血液检查诊断是否患有糖尿病。8～10小时内无任何食物摄入，测定空腹血糖≥7.0毫摩尔/升，考虑患有糖尿病；还有一种任意时间测定的方法，采用75克无水葡萄糖负荷试验，血糖≥11.1毫摩尔/升，考虑患有糖尿病。

1型糖尿病需要进行胰岛素治疗。进行胰岛素注射比服药治疗血糖下降速度快。

2型糖尿病首先要改变生活习惯，同时要服用药物。体重增加的话要适当的运动以控制体重。食疗法根据个人的情况而定，但是为了控制体重，最好食用热量低和脂肪含量少的食物，比如，低脂牛奶、低脂奶酪、全麦食品、粗粮面包等。

糖尿病的预防

通过调整饮食和增加运动等生活方式使体重下降5%~7%，可以部分降低和预防2型糖尿病的发病。虽然不是100%的预防方法，但是却是最值得相信的。单纯凭自己的症状进行血糖调节是很危险的，所以一定要通过血糖测量仪来了解自己的血糖状况。

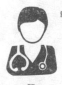

淋巴结肿大

症状说明

淋巴结是免疫器官的一种，遍布全身，主要分布在腋窝、腹股沟、喉咙（咽喉）等部位。一般直径为0.5厘米左右，但是也有长到3厘米以上的。一个异常的淋巴结变大叫做淋巴结肿大或淋巴结肥大。儿童淋巴结超过1厘米（0.4英寸）就视为淋巴结肿大。感染、炎症、脓肿或癌症发病时，淋巴结会增大。淋巴结肿大的最常见原因是感染。

✔ 推测疾病（请在相符的项前画√）···

恙虫病

□ 用手按疱疹的部位，红色很容易就消失。

□ 潮湿的部位有直径0.5~2.0厘米的痂。

□ 伴随接近40℃的高热、头痛、结膜充血。

□ 会出现关节痛、咽喉痛、咳嗽、恶心、呕吐、腹痛、全身痉挛等症状。

□ 会出现淋巴结肿大，胸闷症状。

恙虫病
·········

病例 **58岁 申健泰**
登山之后淋巴结肿了

上周末，和家人一起去登山了。回来之后感觉很无力，前天开始有点发热、全身刺痛、呕吐，甚至干呕。浑身起了像疹子似的红斑，各处有硬硬的痂。特别是脖子、腋窝及腹股沟的淋巴结处肿的最严重，不是单纯的四肢酸痛。听说淋巴结肿大好像是癌，我的症状是癌吗？

什么叫恙虫病

恙虫病是一种毛囊虫幼虫咬人之后，微生物进入人体，通过血液和淋巴液遍布全身，引发血管炎的发热性疾病。

引发恙虫病的原因

毛囊虫的幼虫在变成成虫的过程中，遇到人之后会贴在人的皮肤上吸血。这个时候幼虫身上的微生物恙虫就会进入人体引发疾病。

恙虫病的治疗

恙虫病主要用药物进行治疗。因为恙虫病有引发脑膜炎等并发症的危险，所以必须及早医治。症状轻的话3天，如果怕复发进行5~7天的治疗就可以痊愈。一般用抗生素48小时以内即可退热。如果用抗生素后，发热仍持续不退的话有可能是疟疾或登革热。如果是重症恙虫病的话需要上呼吸机或做血液透析。

恙虫病的预防

在野外活动的时候不要在草丛里脱掉衣服或躺卧，不要在草丛里大小便。野外活动之后一定要洗澡，衣服最好也要清洗。

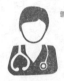

冷 汗

症状说明

出汗是一种体温升高时调节体温的生理现象。身体会根据体温的变化维持适当的汗液发散程度。夏天排汗多以阻止身体变热，冬天排汗少以阻止体温下降。汗的分泌量是每天600~700毫升，但是夏天或运动的时候会达到1升。汗液和皮脂有防止皮肤干燥、保护皮肤表层的作用。

冷汗是由于外部因素刺激，就算皮肤温度不上升也会出汗的意思，为一种由于精神紧张引发的症状。但是如果持续的经常出冷汗，并伴有全身症状的时候（除精神紧张之外），很有可能是其他原因或疾病导致的，需注意。

✔**推测疾病（请在相符的项前画√）** ....

急性心肌梗死

□ 突发胸口剧烈疼痛。

□ 颈、下颌、肩膀、左臂内侧等胀痛持续30分钟以上。

□ 有持续胸闷或好像撕裂的感觉。

□ 出冷汗、恶心。

急性心肌梗死

病例 60岁 黄峰研
因急性心肌梗死出冷汗

我一直喜欢抽烟喝酒，腹部比较肥胖，但是因为是军人出身，所以一直对自己的健康很自信。一个月以前，禁不住妻子的催促就去了健身俱乐部。几天前在跑步机上跑步的时候突然心口疼，疼得冷汗都出来了，后来就没有了知觉。醒来的时候居然在医院，医生说是急性心肌梗死，差一点没命，现在想起来都还一身冷汗。心肌梗死还会有很多并发症，我以后该怎么养护我的身体啊？

什么叫急性心肌梗死

急性心肌梗死是给心脏肌肉供血的冠状动脉因为多种原因突然阻塞，导致心肌坏死的疾病。很多急性心肌梗死患者的症状是轻微的胸闷并伴有恶心，所以容易被误认为是单纯的消化不良，很多患者因此贻误了最佳的抢救时间最终导致死亡。急性心肌梗死是在和时间赛跑，症状产生后要尽快地疏通堵塞的血管。心肌梗死患者通常会有很多的并发症，所以迅速的救治再加上积极的药物治疗，可以有效地减少并发症的发生。

急性心肌梗死发生的原因

引起急性心肌梗死的原因有高龄、吸烟，高血压、糖尿病等。直系亲属中有心脏病病史的话也一定要注意。除此之外，肥胖、运动不足也是导致心肌梗死的原因。

急性心肌梗死的治疗

  一部分糖尿病患者或老年人在发生急性心肌梗死的时候感觉不到心脏疼痛，这样的情况，大部分患者会因心脏衰竭导致呼吸困难。急性心肌梗死因为强调是"急性"，所以必须马上送医院，身体感觉异常的话要马上寻求周围人的帮助。

  为了治疗急性心肌梗死要使用应急用血栓溶解的专用药剂或做一次性的冠状动脉手术，以疏通血管。血栓溶解药要在进急诊室后30分钟以内用药，一次性冠状动脉手术要在胸痛发生后12个小时以内做。

急性心肌梗死的预防

1	一定要戒烟
2	每日饮酒最好少于1两，如果可能的话最好喝富含花青素的红酒
3	饮食摄入要清淡、营养均衡
4	减少脂肪的摄入，多吃蔬菜和鱼，肉要吃熟肉
5	每天适当的做30分钟以上的运动
6	减肥，维持合适的体重和腰围
7	减少压力，身心愉悦
8	经常生吃洋葱或焯水吃
9	用葡萄籽油或橄榄油做菜
10	服用抗氧化剂和维生素C
11	接受预防动脉硬化或抗氧化剂、矿物质静脉注射治疗

肌肉紧张异常

症状说明

　　肌肉紧张异常指的是因为持续的肌肉收缩，使身体一部分肌肉发生绞痛，也可在反复运动后做出非正常的姿势等症状。大部分肌肉紧张异常在患者按照自己的意志能活动或做特定姿势的时候会出现。但是根据情况不同，休息时肌肉紧张现也会出现不正常的姿势。这样的情况就要考虑是不是肌肉紧张异常。

✔ 推测疾病（请在相符的项前画✔）

脑损伤

☐ 事故或脑部遭受撞击后，肌肉出现异常僵直、麻痹等症状。

☐ 事故或脑部遭受撞击后，出现呕吐症状。

☐ 事故或脑部遭受撞击后，出现轻度失忆。

☐ 事故或脑部遭受撞击后，感觉、语言功能障碍。

抽动秽语综合征

☐ 单纯的肌肉痉挛：眨眼、皱眉、晃头、肩膀抖动。

☐ 单纯的音声痉挛：打鼾声、发出吐痰的声音、发出咳嗽的声音、发出抽吸的声音、发出嘘的声音、发出吐唾沫的声音。

☐ 复合音声痉挛：说与社会交际情况无关的单词，骂脏话、模仿别人说话。

☐ 复合肌肉痉挛：打自己、原地跳来跳去、摸别人或东西、扔东西、闻手味、模仿别人的动作、摸自己的生殖器部位、做猥亵的动作。

脑损伤

 病例 **71岁 金必子 女儿**
冰面摔倒之后肌肉异常

　　我母亲今年71岁，除了关节不太好之外比较健康。但是今年冬天下暴雪之后的第二天，出去的时候在冰面上摔倒了。非常幸运的是没受太大的伤，摔倒的时候头稍微有点磕碰。头部出血了，但是用眼睛看不到其他伤口。不过从某天开始母亲有一只手酸麻，手指肌肉麻痹，不能自如的活动，这样的症状反复出现。问过母亲摔倒的时候是不是用手撑地了，但母亲说没有。到底出什么问题了呢？

什么叫脑损伤

　　脑损伤指的是因事故造成头和脑损伤的状况，与身体其他部位的外伤相比死亡率高，并且是会留下严重并发症。头部遭受撞击的话，一般皮肤会撕裂或起包，但是从外部形态上不易看出其他损伤，特别是相当多的患者因为有胸部、腹部之类脏器的严重外伤，所以就忽略头部的伤害，这个时候做全身的检查是非常必要的。

　　脑损伤程度分为轻度、中度、重度及植物状态4种类型。

●轻度脑损伤

短时间内意识丧失。一般不满20分钟的短时间意识丧失，大部分入院48小时以内即可出院。

●中度脑损伤

有1个小时到24小时记忆丧失的经历。

●重度脑损伤

意识能够恢复，但是仍有明显的意识障碍，最少有6个小时以上的意识丧失。

● 植物状态

脑损伤情况严重，意识无法恢复，成植物状态。不知道周围环境，不能说话或运动。

脑损伤原因

因摔伤或被钝器砸伤的冲击导致头部外伤，枪伤之类的头部贯通伤，交通事故中因紧急加速度作用的脑损伤。

脑损伤的治疗

脑损伤要综合考虑外伤的类型，有无颅内出血，患者的意识状态，神经异常与否，这些因素决定是否进行手术治疗。

脑损伤的预防

脑损伤主要是外部冲击引起的，所以小心不要让头部遭受冲击。除此之外，没有特别的预防方法。

中度以上脑损伤一般会伴有大量的脑疾病症状，事故发生后如果出现脑损伤症状要马上就医，尽快治疗。

疾病②

抽动秽语综合征

病例 8岁 申雅凛 妈妈
孩子总是突然眨眼

孩子这次上小学了，上学之前孩子喜欢在外面玩，我也没强求他学习，所以对他上学我很担心。听写、数学考试没考好我也不想给他压力。过了一段时间发现他比其他小朋友成绩落下好多，所以除了学校的课程外又让他去课外补习。但是几天前孩子的眼睛经常突然眨动，一边肩膀也抖动。让他注意以后不要这样了，但是这种状况还是持续。这是不是学业压力所致呢？

什么是抽动秽语综合征

抽动秽语综合征是指孩子毫无原因的且自己也无意识的脸、颈、肩、身体等，某个部位迅速的反复运动或发出异常的声音。前者是肌肉痉挛（运动痉挛），后者是音声痉挛。这两种症状同时出现，并且发病时间超过1年的叫抽动秽语综合征。该症状一般在7~11岁是发病高峰期，18岁以前会自动消失。但是症状如果不消失的话可能发展成为抽动秽语综合征，所以必须立刻治疗。

抽动秽语综合征的原因

遗传基因、脑生化学异常、激素异常、出生过程的脑损伤，或者与细菌感染有关的免疫反应异常等都可以引发抽动秽语综合征。

除此之外，压力、心理因素等都会导致痉挛的发生和恶化。比如，轻度的短暂的痉挛可能因为周围的环境因素而加重，或者由于特定的社会环境而恶化。

抽动秽语综合征的治疗

抽动秽语综合征要进行药物治疗。目前为止，临床上对中度以上痉挛进行药物治疗是非常有效果的。药物治疗期间按照症状好转程度不同，一般服药12~18个月后药物减量。抽动秽语综合征虽然是慢性疾病，但是还是可以痊愈的。很多音声痉挛可以完全消失，很多肌肉痉挛也可以慢慢好转。

痉挛的预防

为了预防痉挛可以培养以下生活习惯	
1	为了预防大脑的不平衡，每天看电视时间减少到1~2个小时
2	减少上网和玩游戏的时间
3	为了锻炼大脑的思维能力应多读书
4	晚上12点之前睡觉

麻痹

症状说明

　　麻痹是指神经或肌肉丧失功能，没有感觉或不能移动的状态。虽然由于心理因素影响发病的情况较多，但是也有很多是神经或肌肉疾病之外的原因发病，所以必须做检查，以确认是否是和疾病有关。

✔ **推测疾病（请在相符的项前画√）** ....

多发性硬化症

□ 感觉异常：无感觉、热辣辣的感觉。

□ 运动障碍：下肢比上肢明显，为下半身麻痹、下肢麻痹。

□ 视觉神经炎：眼痛、视力下降、视野模糊。

神经根疾病

□ 感觉非常疲劳。

□ 颈、腰疼痛。

□ 痛症持续的同时伴有手、脚等麻痹。

多发性硬化症

 病例 38岁 李秀娜
手和腿经常麻痹

我是结婚12年的主妇，和很多主妇一样我的手脚经常酸麻，但是最近出现了手、腿麻痹的症状。发病时肌肉有10~20秒不能移动，曾去医院检查说没事。但是3天以后麻痹症状又出现了，过一阵子又好了，就这样反复出现麻痹症状，必须去医院吗？

什么是多发性硬化症

多发性硬化症是侵犯脑和脊椎等中枢神经的炎症性疾病，是一种自我免疫性疾病。所有年龄层都可能发病，但是20~40岁最容易发病，10岁以前和60岁以后发病率较低。女性发病率是男性发病率的2倍。

得了多发性硬化症之后，随着中枢神经被破坏，慢慢地就会出现脑退化现象。就算多发性硬化症在恢复期，神经系统也会出现被侵蚀的现象。

多发性硬化症发病的原因

多发性硬化症发病的原因目前尚不明确。但是初步判定是有特定遗传因素的人群，因对周围环境反应产生自我免疫反应异常而发病。并不是有遗传基因就一定会遗传，而是有遗传基因发病率高的意思。

多发性硬化症的治疗

治疗多发性硬化症一般用静脉注射皮质类固醇的方法。皮质类固醇可以缓解症状，缩短恢复期，但是长期注射此药会有较大的副作用，所以使用时要注意。

多发性硬化症的预防

多发性硬化症的发病原因尚不明确，所以也没有特别的预防方法。只是在发病初期开始治疗的话比晚治效果好，所以早期治疗是非常重要的。

疾病②

神经根疾病

病例 31岁 张善花
腿感觉麻

我是职场女性，做网页设计7年了。每天平均在电脑前坐10个小时以上，所以总感觉比其他人疲劳，颈部和腰也总疼。最近做网页设计总用手，突然之间手麻了，鼠标都握不住了。刚开始是麻痹症状，紧接着是颈部、背、腰开始疼。反复的麻痹症状和颈部、腰部疼痛，这到底是怎么回事啊？

什么叫神经根疾病

神经根好似围绕脊髓的末梢神经。神经根由感觉神经的背部神经根和运动神经的腹部神经根组成。这两种神经根在硬质膜外合在一起组成了脊髓神经，分为背部和腹部两种。

神经根病是在脊髓里被分开的感觉神经或运动神经根里的神经系统受到损坏的一种疾病。

神经根疾病的发病原因

神经根病大部分是因为脊椎间盘突出而发病。大部分情况是颈椎、胸椎的椎间盘突出，直接压迫脊髓神经，或者腰椎、尾椎的椎间盘突出压迫脊髓神经的末端，就是下面的神经根压迫最厉害。

除了椎间盘突出外，很多疾病也能引起神经根病。脊髓坚硬症、蜱虫叮咬引起的神经莱姆病、带状疱疹、结核等也可以引起神经根病。

神经根疾病的治疗

很多神经根病的疼痛现象可以自然消失，也可以用服用镇痛剂、汗蒸、牵引或注射治疗。但是疼痛症状持续2~4周或经常复发，运动麻痹、排尿障碍这样的神经系统症扰明显的话就要考虑进行手术治疗。

神经根病的预防

持续做运动对脊椎间盘突出的治疗和预防非常有帮助。20~30分钟平地或山坡的慢走、骑自行车、游泳（自由泳、仰泳）等有氧运动都是不错的选择。

恶　寒

症状说明

　　恶寒是指伴着高热引起的人体肌肉收缩。一定要把恶寒和单纯的感觉冷区分开。恶寒是由很多原因引起的生理反射反应的一种。有的时候人体发生很严重的感染的时候会出现，所以一定要重视。

✔ 推测疾病（请在相符的项前画√）

急性肾盂肾炎

☐ 儿童：发热、食欲减退、呕吐、痉挛。

☐ 成人：全身疲倦、寒冷、高热、尿频、肉眼血尿。

☐ 老人：脱水、非典型性的症状。

心包炎

☐ 心绞痛。

☐ 呼吸急促，眩晕。

☐ 运动之后感觉疲劳和虚弱。

☐ 胸、胳膊、脖子等感觉僵硬、疼痛。

疾病①

急性肾盂肾炎

 病例 **48岁 金玉彬**
旅行回来后发热、腰疼

　　几天前和家人一起去海边度假，可能是上了年纪的原因，回来之后就感觉总是浑身酸痛，这次症状有点严重。从昨天开始突然高热、恶寒、腰疼、两肋酸痛，动都不能动。我平时体质就比较弱，经常四肢酸痛，这次比每次都严重，现在只是吃药挺着，太辛苦了，我必须得去医院吗？

什么叫急性肾盂肾炎

　　急性肾盂肾炎是尿路感染的一种，是肾脏发生了细菌感染。女性发病率高于男性。

急性肾盂肾炎发病的原因

　　急性肾盂肾炎发病的主要原因是细菌感染，85%是大肠杆菌感染。年轻女性常易发病，做泌尿系统手术也容易患上急性肾盂肾炎。

　　春夏季是急性肾盂肾炎发病的高发季节。因为野外活动多，温度上升，湿度大，大肠杆菌等各种细菌繁殖增多，所以容易引起急性肾盂肾炎。

急性肾盂肾炎的治疗

　　单纯的肾盂肾炎服用抗生素1~2周即可治愈。但是服用抗生素不见好转或加重的话要及时入院治疗。

　　治疗得当，一般72小时以内症状消失。但是超过72小时症状仍然持续的话，就会有加重的危险，所以一定要注意。

急性肾盂肾炎的预防

女性如果反复得尿路感染的话要接受医院的治疗，同时还要改善生活习惯。为了阻止复发或感染，清洗肛门的时候要从周围向着肛门方向清洗。性交后马上排尿，想排尿时不要忍，流汗多的夏季多喝水。

患急性肾盂肾炎的患者以从事服务行业和站柜台的女性居多，因为这类女性通常憋尿或喝水少。经常吃具有解除疲劳效果的、富含抗氧化成分及维生素C的水果，对预防急性肾盂肾炎是非常有帮助的。

疾病②

心包炎

病例 41岁 姜俊赫
胸闷，就算夏天身体也一阵阵发冷

我是41岁的公司职员。最近由于升职审查压力非常大，所以戒了很久的烟又捡起来了。最近胸闷，还有疼痛感，是不是因为吸烟的原因呢。一周前开始出现高热，吃了药高热还是持续不退，因为不退热所以一直感觉很冷。我是不是未患感冒而是得了其他什么病？

什么叫心包炎

心包是由包围心脏的两片膜（纤维心包、浆膜心包）组成的口袋。在它们中间有大概15~50毫升的液体，在心脏搏动时起到减小摩擦的"润滑剂"的作用。心包在维持生命体征上不是必须的，但是它起到固定心脏和防止大血管缠绕在一起的作用。心包炎是指心包发生炎症的疾病。

心包炎发病的原因

大多数心包炎发病的原因是病毒感染。病毒感染超过10~12天会有发热症状，特别是高热和恶寒，在夜间恶寒严重时，就要考虑是不是得了病毒性心包炎。除此之外，细菌、结核感染、恶性肿瘤、放射线治疗、药物性过敏反应、外伤、尿毒症等都可能引发心包炎。

心包炎的治疗

心包炎要同引发心包炎的疾病一起治疗。为了准确诊断和观察是否有并发症，必须入院治疗。

●病毒感染性心包炎

使用一般的抗炎药24小时内症状就会好转。如果情况没有好转，可以用激素，但是要注意有副作用。如果反复复发或药物治疗没有作用的话就要做心膜切除手术。

●结核及细菌感染性心包炎

细菌感染性心包炎在紧急的情况下使用抗生素的同时一定要清除心包积液，细菌感染性心包炎如果不治的话死亡率非常高，所以一定要接受治疗。

●尿毒症性心包炎

慢性肾功能不全等疾病也可以引发心包炎，这时候做透析治疗可使症状有所好转。大部分患者发病没有特别的原因。

心包炎的预防

心包炎发病的大部分原因是由病毒引发的，所以没有特别的预防方法。

患急性心包炎的患者经常有心包积液、心脏压塞或纤维素蛋白性心包炎的症状。为了预防这些并发症，在发病的早期要接受治疗，定期做超声心动图检查。

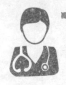

感觉障碍

症状说明

感觉减退指的是能够感受到感觉的皮肤对外界刺激的感受能力异常下降。偶尔对小刺激没有反应的情况不是感觉减退。无感觉症指的是接受一定程度以上的刺激而没有反应。因为神经或血管疾病等也可以产生感觉减退，所以一定要找到原因进行正确的治疗。

✔ **推测疾病（请在相符的项前画√）** ....

脊髓空洞症

☐ 手无感觉、对冷热没反应。

☐ 发热、出冷汗。

☐ 排便、排尿障碍、性功能障碍。

☐ 舌头麻痹萎缩。

☐ 面部无感觉、麻痹。

脊髓空洞症

病例 **32岁 李恩珠**
手的感觉变迟钝了

我是刚结婚的家庭主妇。刚开始做家务活感觉非常吃力，可能是我平时姿势不正确，总感觉腰疼，所以做完家务活身体就很容易疲劳。最近有了很奇怪的现象，手的感觉变迟钝了。今天切洋葱把手切破了，出了很多血，手也没有疼。我不会是得了什么大病了吧?

什么叫脊髓空洞症

脑脊液是包围脑和脊髓的液体，可以保护脑和脊髓免受外部的冲击，起到补充营养成分和排除废物的功能。脑脊液在脑和脊髓周围的蛛网膜下腔循环，如果循环被堵就会在脊髓中形成空洞。

脊髓空洞症发病的原因

脑脊液循环受阻的原因有Arnold–Chiari畸形(小脑扁桃体下疝畸形)、脊柱蛛网膜炎、脊柱侧弯症、脊柱肿瘤、脊柱裂等。外伤导致的脊柱损伤也可以引发脊髓空洞症。

脊髓空洞症的治疗

治疗脊髓空洞症目前为止唯一有效的方法就是手术。为了消除空洞，要用减少蛛网膜下腔压力的方法，以及把空洞内的液体排出空洞外的方法。

脊髓空洞症的预防

为了预防脊髓空洞症要保护脊柱免受损失，生活工作中要维持正确的姿势，注意避免腰部外伤。

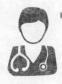

手足冰冷

 症状说明

　　手足冰冷是在不应该感觉冷的温度下，手脚感觉冰冷的症状。许多疾病的众多症状中也有手足冷的情况，所以一定要仔细区分。

✔ **推测疾病（请在相符的项前画√）**..

雷诺病

□ 冷的东西接触皮肤的时候，血管会严重受损。

□ 手脚末端没有血色，苍白或发青。

□ 手足发凉的同时还会有严重的疼痛感和麻木感。

血栓闭塞性脉管炎

□ 小腿、脚、脚趾有疼痛感。

□ 经过一段时间，胳膊、手指、脚趾疼痛感增强。

□ 手指、脚趾变青或变黑，皮肤冰冷。

雷诺病

 病例 **25岁 李善珠**
手脚冰凉还经常麻

我是美发店的工作人员,梦想做个发型设计师。目前我的工作主要是给顾客洗头发、吹头发。美发店的客人很多,夏天整天开空调,因为天气热很多顾客要求用冷水洗头,所以我最近全身发冷、指尖发抖、疼痛,很多同事都有这样的困扰,也没当回事,工作结束后手像冰块一样冷,有的时候手太冷了都变青了。听说手足冰冷需要去医院,我要不要去呢?

什么叫雷诺病

雷诺病指的是血液内部氧气不足,手指及脚趾末端部分组织变色、疼痛,严重时会引起组织坏死的疾病。雷诺病是末梢血液循环障碍的一种,手脚皮肤长时间暴露在寒冷空气中或情绪激动,都会引起血液循环不通畅,导致雷诺病。这个疾病的名称大家可能不熟悉,但是每十人中就会有一人有过此症状。在众多患者中,特别是女性患者居多,占90%,年轻女性更易发病。

雷诺病发病的原因

手脚有过外伤、有红斑狼疮疾病的人,或者从事经常用手工作的人是雷诺病的高发人群。但是也有很多患者是由于未知的特殊原因而发病。

💊 雷诺病的治疗

手足冰冷的症状长时间持续的话就要做血氧浓度检查、下肢静脉循环检查、血液检查和放射线检查。通过这些检查，找到导致手足冰冷的准确的原因再做治疗。一般的治疗方法有钙离子拮抗剂药物治疗、饮食疗法和外科手术等。

📱 雷诺病的预防

为了预防雷诺病，保持手脚温暖是非常重要的，洗碗、洗衣服的时候一定要戴手套并使用热水，湿手一定要擦干。冬天一定要戴手套，特别是为了保护指尖，应戴连指手套，手特别凉的人拿凉东西的时候也要戴手套。吸烟容易导致血管收缩，更容易得雷诺病，所以最好戒烟。

疾病②
·············

血栓闭塞性脉管炎
·······································

病例 **39岁 李韩洙**
手脚酸麻，感觉迟钝

我是39岁的单身男人，职业是自由撰稿人。因为我的工作主要是用电脑，所以手指是我的生命。但是最近我的手酸麻、感觉迟钝。刚开始是坐着的时候腿持续酸麻，后来是手指酸麻，并且症状越来越严重。我平时写文章为了缓解压力经常抽烟，有的时候一天抽1盒，已经抽了8年了。我的手脚无感觉、酸麻的这些症状是不是和吸烟有关？

什么叫血栓闭塞性脉管炎

血栓闭塞性脉管炎是年轻的男性吸烟者经常得的一种疾病。血栓闭塞性脉管炎是一种因为血管阻塞，导致四肢末端的一部分细胞和组织坏死，严重的时候需要截肢的血管疾病。

血栓闭塞性脉管炎的发病原因

吸烟的年轻男性是本病的高发人群。最近随着女性吸烟者增加，所以女性患者也在增加。

虽然血栓闭塞性脉管炎与吸烟有关，但是具体的发病原因尚不明确。据推断，可能是因为应该保护身体免受外部攻击的免疫系统反过来攻击自身的自我免疫现象。

血栓闭塞性脉管炎的治疗

血栓闭塞性脉管炎与吸烟有关，所以最有效的治疗方法就是戒烟。除此之外，还可以做交感神经切除手术、动脉血栓内膜剥除手术，来扩张血管，改善血液循环，减少疼痛。

血栓闭塞性脉管炎的预防

血栓闭塞性脉管炎与吸烟有关，所以最好的预防方法就是戒烟。

呼吸困难

症状说明

呼吸困难是指在日常生活中不需要费力气的事做起来仍呼吸困难或感觉痛苦。在感冒发热、慢性疲劳，或者登高山的时候，由于身体不能适应也可能会出现呼吸困难的症状。呼吸困难也是肺呼吸异常、心脏异常时候的代表症状。

✔ 推测疾病（请在相符的项前画√）..

败血症

☐ 呼吸急促，呼吸困难。

☐ 对时间、地点、人的认知力丧失或神经紊乱。

☐ 血压降低，皮肤看上去呈深蓝色。

☐ 恶心、呕吐、腹泻及肠麻痹。

高山病

☐ 极度头痛。

☐ 呕吐。

☐ 食欲减退，极度疲劳。

败血症

病例 40岁 李顺任 丈夫
吃鲍鱼后呼吸困难

秋天是吃鲍鱼的季节。我和家人一起去海边呆了2天1晚，还吃了好吃的鲍鱼生鱼片，但是回家路上妻子突然起疹子、呼吸困难。一般吃生鱼片中毒的话的都是肚子疼、腹泻，但是为什么会呼吸困难呢？现在我们正在去医院。不会是什么大病吧？

什么叫败血症

败血症是微生物感染全身出现严重炎症反应，高热38℃以上或低温36℃以下的低体温症状，是一种全身性炎症反应综合征。该病的发病原因是微生物感染所以叫败血症。主要症状有呼吸每分24次以上，脉搏跳动每分90次以上，白细胞数增加或显著减少。

败血症的发病原因

败血症的发病原因是微生物感染，微生物通过饮食进入人体，导致所有脏器感染。

败血症的预防

为了预防败血症，在夏秋两季吃海鲜的时候一定要注意。败血症在短时间内就会引发死亡，所以一旦发病必须马上就医。

弧菌导致的败血症，秋季也必须十分小心！一般认为弧菌败血症只在夏季发病，但是弧菌败血症的死亡率不是集中在夏季的8月而是集中在秋季的9月。一般人认为秋天气温低吃海鲜没事，但这是错误的常识。夏天过去后食物虽然不容易变质但是温度依然很高，海水的温度要到10月末才下降，所以吃海鲜的时候一定要注意。

疾病②

高山病

病例 33岁 李胜石
喜欢山，但是上山的话就会呼吸困难

家附近有一个小山所以经常上山。因为非常喜欢登山，所以周末和妻子一起爬北汉山。越往高处爬越感觉吃力，很快我就被妻子落到后面了。由于好胜心作祟，所以我渐渐地加快了速度，但是突然感觉呼吸困难、头晕。担心是不是得了什么大病了，所以匆匆地下山了，下山之后就好多了。平时我的体力比妻子好，为什么还会呼吸困难呢？

什么叫高山病

高山病是从低地向高于3000米以上的高处移动时，空气中的氧气变稀薄，导致身体出现的应激反应。去地势高的地方旅行或登山的时候很多人会有高山病的症状，特别是近几年随着登山人数慢慢增加，发病率也在增加。

高山病的发病原因

从海拔低的地方向海拔高的地方走，空气中的氧气浓度会逐渐减少，这时候血液里的含氧量也会减少，如果身体不能适应的话就会导致发病。

高山病的治疗

症状轻的话就停止登山，用一段时间适应现在的高度。症状严重的话应马上下山，小范围的活动身体，使身体变暖。如果条件允许的话，最好接受高压氧气治疗，为了快速恢复或尽快适应高海拔，可以服用地塞米松等药物。

高山病的预防

在登山前做到以下几点就可以预防高山病	
1	平时在有体力的状态下登山
2	登山时不要过分勉强自己，要慢慢地爬，以便让身体慢慢适应
3	如果感到有高山病症状，马上停止登山或下山

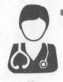

关节疼痛、变形

 症状说明

关节是骨与骨连接的部位，关节的作用是能让骨与骨之间柔滑运动。关节是由软骨、关节囊、韧带、筋、肌肉等构成的，能起到缓解运动冲击的作用。关节炎是由各种原因导致的关节炎症，其中代表的症状是关节疼痛，但不是所有的关节疼痛都是关节炎，伴随有肿胀或灼热感症状的才叫关节炎。

✔ 推测疾病（请在相符的项前画√） ···

类风湿性关节炎

☐ 早晨起床后关节僵硬1个小时以上。

☐ 会出现发热、疲劳、肌肉疼痛等全身症状。

☐ 肘关节、腕关节、指关节等3个关节以上出现疼痛。

☐ 刚开始走路的时候膝盖疼，走着走着疼痛感减轻。

☐ 关节炎的痛症左右对称发病。

☐ 手指中间疼渐渐地传到旁边。

☐ 骨头突出或关节一边能摸到结节。

☐ 血液检查中有类风湿病因子。

☐ X光检查时会看见骨关节变形。

类风湿性关节炎

 病例 **45岁 苏美英**
早晨手脚非常僵硬

    从某一天早晨开始起床后感觉手很僵硬，还有些水肿，脸也火辣辣的。除了手指之外，胳膊肘、膝盖关节就像机器没油了似的硬邦邦的。我每天早晨必须起来给孩子们做早饭，但最近有时候都起不来。可是一到下午就又好了。是不是因为上了年纪了关节老化了，为什么早晨会有这种症状呢？

什么叫类风湿性关节炎

    类风湿性关节炎是慢性炎症疾病。包围关节的滑膜里发生炎症，慢慢的波及周围的软骨和骨头，造成关节破坏或变形。症状严重的话会引发贫血、干燥综合征、血管炎、皮肤溃疡等疾病。

    类风湿性关节炎的早期主要是从指趾关节等部位开始，渐渐的侵害肘关节、肩关节、踝关节、膝关节等部位，同时伴随发热、疼痛、关节变形。特别是早晨，关节僵硬，无法活动，随着时间的推移症状会有所缓解。30~40岁女性患病率较高。

类风湿性关节炎发病的原因

    类风湿性关节炎发病的原因尚不明确，但是一般认为是遗传因素、细菌或病毒感染、激素水平异常、过度劳累等原因引起的。身体或精神压力大也容易发病。

类风湿性关节炎的治疗

目前为止还没有彻底治疗类风湿性关节炎的方法。治疗类风湿性关节炎的常用的方法是用非甾体类抗炎药和糖皮质激素进行抗感染治疗以减轻症状。除此之外，还可以使用阻断引起风湿性关节炎的代表物质TNF的方法进行治疗。

类风湿性关节炎的预防

类风湿性关节炎的发病原因尚不明确，所以也没有较好的预防方法。

唯一的预防手段就是发现症状及早去专门的医院进行诊断，接受恰当地治疗，缓解症状，减少关节变形。

类风湿性关节炎与退行性关节炎

类风湿性关节炎和退行性关节炎的症状非常类似，都是关节疼痛和变形。但是两者之间从发病到治疗方法有很大的不同，所以一定要仔细区分。类风湿性关节炎是关节的滑膜里边发生炎症，退行性关节炎是上了年纪之后软骨磨损引起的疾病。

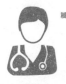

水 疱

症状说明

　　水疱一般指的是直径1厘米以上大小的疱。是一种皮肤细胞之间，细胞内部充盈着透明液体的现象，是划伤、湿疹、摩擦时经常发生的一种症状，但有时也是其他疾病发病的症状。特别是用肉眼检查不出发病原因的话，就要考虑是不是得了引发水疱的疾病。

✔ 推测疾病（请在相符的项前画√）·······························

带状疱疹

□ 皮肤出现红色的斑点。

□ 长红色斑点的同时出现水疱。

□ 水疱周围出现疼痛症状。

疾病

带状疱疹

病例 （60岁 李必英）
背上长了小水疱，还疼

最近稍微动动就感觉疲倦，累。从几天前开始后背疼，2~3天之后就长了小水疱，不碰也疼。因为水疱长在后背，所以即使很小心水疱还是会破，水疱破了结痂后还是没好。这到底是什么病啊？

什么叫带状疱疹

带状疱疹是少儿期引发水痘的病毒潜伏在体内，等到成年后再次发病。主要是免疫力降低的60岁以上的成人容易发病，但是60岁以下免疫力低下的人群也常发病。一般是皮肤发病，但是也有少数情况从眼睛发病，引起视力障碍；从耳朵发病，引发面部神经麻痹的症状。

带状疱疹的发病原因

身体的免疫力低下，潜伏在体内的水痘病毒就会趁机作乱，侵害皮肤，引起炎症。虽然是由水痘病毒引起的疾病，但是这时候叫带状疱疹病毒。

带状疱疹的治疗

带状疱疹发病时服用抗病毒药和维生素，一般7日内即可治愈。但是如果不注意好好保护皮肤的水疱的话，水疱有可能因细菌的二次感染而化脓。

带状疱疹的预防

老弱易感人群，感染过带状疱疹的患者，儿童期得过水痘的人每4年做一次预防注射可以有效地预防带状疱疹。疫苗一定要和主治医生咨询后进行接种。如果注射了肺炎球菌疫苗的话，就要间隔一个月后再注射带状疱疹疫苗。

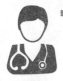

皮肤瘙痒

症状说明

皮肤瘙痒是很多皮肤疾病中最突出的症状。有遍布全身的疾病的时候也会经常出现皮肤瘙痒的症状，通常都会有想挠的冲动。

✔ 推测疾病（请在相符的项前画√）...

脂溢性皮炎

□ 皮肤上长出黄色的鳞状物，伴随皮肤瘙痒。

□ 头皮痒，头皮屑增多。

□ 脸颊、鼻子、额头上长直径不到1厘米的疱疹。

□ 腋窝部位长类似接触性皮炎模样的疹子。

□ 皮肤交叠的部位出现龟裂。

银屑病

□ 接触部位和压迫部位的皮肤有鳞屑（角质、皮屑）。

□ 抠除鳞屑的话会出现出血现象。

足　癣

□ 脚趾间的皮肤溃烂，湿气会使脚趾变成乳白色。

□ 皮肤溃烂、脱皮。

□ 出汗的话脚会有臭味儿。

□ 偶尔会奇痒难忍。

□ 脚掌或边缘会出现很痒的水疱。

□ 如果不痒，脚掌的角质会变厚，然后会成碎屑状脱落。

疾病①

脂溢性皮炎

病例 26岁 李英贤
脸和头皮痒，头皮屑严重

我到了关心皮肤的年纪，最近因为皮肤非常的苦闷。也不是粉刺，脸上长得花花绿绿的，特别痒，都忍不了。不仅是脸，头皮上也不知道长了什么疙疙瘩瘩的，头皮屑严重，我得去皮肤科看看吗？

什么叫脂溢性皮炎

脂溢性皮炎是长时间持续湿疹的一种。是一种皮质腺的活动增加，皮质分泌旺盛，导致头皮、脸、眼眉、鼻子、嘴唇周围、耳朵、腋窝、胸等发生慢性炎症的皮肤疾病。20多岁的女性发病较多。

脂溢性皮炎发病的原因

脂溢性皮炎发病的原因尚不明确。但是主要原因有以下几点。

1	皮脂分泌过度
2	神经传递物质异常
3	温度和湿度的季节性变化
4	表皮增生异常

脂溢性皮炎的治疗

脂溢性皮炎按照发病部位不同，治疗方法也不相同。

1	头皮用含有酮康唑等成分的洗涤剂和抹激素类药物治疗
2	没有毛发的部位抹激素类药物效果最好，但是脸部抹药的时候会有副作用，尽可能地避免使用
3	幼儿皮肤发病的话，可在皮肤上擦橄榄油清除结痂，涂抹低浓度的激素类药物治疗

脂溢性皮炎的预防

最好不要给头皮和皮肤刺激。尽量避免使用化妆品、发胶、凝胶和成分强烈的肥皂。避免压力、疲劳、吸烟、饮酒，维持健康的生活习惯，提高免疫力。

疾病②
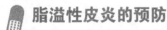

银屑病

 病例 **31岁 崔淑香**
皮肤非常痒，有角质

我的皮肤非常干燥，所以秋冬换季期非常注意保湿。但是最近皮肤有点异常，特别是肘关节、膝盖、背部最严重。头皮上长了像头皮屑的白色鳞状物。白色鳞状物掉了之后就变红，然后再长、再掉。刚开始在肘关节有点症状，现在症状扩大了。我是不是得了什么皮肤病了？

什么叫银屑病

银屑病是鳞屑覆盖的红色疹子在皮肤上反复发生的慢性炎性皮肤病。常发病的部位有肘关节、膝盖、臀部、头皮、手掌、脚掌的皮肤和手指、脚趾。

银屑病的发病原因

银屑病的发病可以从遗传因素和免疫学中找到原因。调查发现，很多银屑病患者的家族中有人患银屑病疾病。免疫力下降也是发病原因之一。

但是银屑病发病一般不是某种特定的因素引起的，一般是几种诱因复杂的作用在一起导致发病的。

银屑病的治疗

轻度银屑病一般用激素等药剂或照紫外线进行治疗。长时间涂抹激素药物会有很多副作用，所以一定要注意。

中度银屑病患者使用全身治疗药剂，为了防止药物的副作用一定要准确掌握患者的情况后进行治疗。除此之外，还可以注射提高自身免疫的药物。

银屑病的预防

想要从根本上预防银屑病是非常困难的，得过银屑病的患者就是防止其复发。首先尽量摆脱精神压力、干燥气候、饮酒、吸烟等使银屑病恶化的因素。平时注意尽量避免皮肤损伤和给皮肤强烈的刺激，经常给皮肤补充水分。

疾病③

足　癣

病例 **25岁 朴恩慧**
丈夫的足癣传染给我了吗?

结婚前没什么异常，结婚后脚掌出现了白色的角质，去年夏天脚趾缝龟裂出血。丈夫有足癣，但是我没有直接接触他的脚，也没有和他共用擦脚的毛巾，我不会也得足癣了吧?

什么是足癣

足癣是脚趾间、脚掌、脚背感染一种叫皮肤癣菌的真菌后引发的慢性复发性疾病。皮肤癣菌主要在高温多湿的环境下繁殖，所以夏季是多发季节，特别是梅雨季节更加严重。皮肤癣菌不仅在脚部位发病，按照生活环境、职业、免疫状态，皮肤癣菌在皮肤的任何部位都可能发病。

皮肤癣菌侵犯阴囊和腹股沟会引起股癣，也可以侵犯手指甲，侵犯头部会引发头癣，侵犯身体引发体癣之类的皮肤病。

足癣发病的原因

引发足癣的真菌种类很多，其中最常见的是红色毛癣菌。直接与足癣患者进行皮肤接触最容易被传染。在泳池、公共浴池等光脚人多的地方也容易被传染。使用公共脚巾和拖鞋容易被传染，患慢性疾病、免疫力低下的人群也容易被传染。

足癣的治疗

持续的进行药物治疗，同时清洁患病部位，经常保持患部干燥。在长足癣的地方抹一周的药，表面看把真菌都杀死，症状有好转了。但是真菌孢子被留了下来，一遇到高温潮湿的环境又会复发。为了杀死真菌孢子要持续用药6周以上。

足癣和其他皮肤病的症状类似，在使用市面上卖的治疗足癣的药膏后，如果症状没有好转一定要去医院检查，找到明确的原因后进行准确地治疗。

足癣的预防

为了预防足癣要经常保持脚的清洁和干燥。

1	为了清除足部出汗留下的盐分，最好用冷水洗脚
2	洗脚之后保持脚趾间的干燥
3	增加光脚的时间，穿透气性好的鞋子
4	穿过的鞋脱掉之后置于阳光下晾晒消毒
5	一起生活的人中如果有足癣患者，不要共用擦脚巾和穿同一双鞋

痫性发作

 症状说明

因大脑皮质神经元突然不规则的异常兴奋发生的所有症状统称为痫性发作，常见于癫痫或其他种类的麻痹症状中。一般症状会突然发生，又会在短时间内消失。

✔ 推测疾病（请在相符的项前画√）..

恐惧症

☐ 心跳加速。

☐ 流很多汗。

☐ 手脚或身体发抖。

☐ 呼吸困难或感觉憋闷。

☐ 感觉窒息。

☐ 胸痛或有压迫感。

☐ 恶心，腹部不适。

☐ 有头晕，要跌倒的感觉。

☐ 有不现实感或自我意识混乱。

☐ 发狂或有丧失自制力的恐惧。

☐ 有濒死恐惧感。

☐ 身体迟钝或一些部位有刺痛感。

☐ 身体发热或恶寒。

癫 痫

- □ 全身僵硬、脸色发青，发病后四肢开始有规律地抖动。
- □ 突然之间行动停止，呆呆地看前方或上方，或者头低垂5~10秒。
- □ 突然精神失常、呼吸困难、浑身青紫、高声喊叫、眼珠和头僵直地转向一边。
- □ 口吐白沫，易咬舌头。
- □ 大小便失禁。
- □ 发作后随深度睡眠出现一时的意识障碍。

疾病①

恐惧症

病例 **20岁 申恩惠**
在人多的地方呼吸不畅、极度不安

我一般不去人多的地方，喜欢一个人在家待着。我一直认为这是性格的问题，但是最近去超市，一进超市就感觉呼吸不畅、恐惧不安，经常发作，后来去了医院。我得工作，不能一直在家待着，怎么办啊？

什么叫恐惧症

恐惧症是在不应该感到受威胁的情况下，身体的警报系统发出信号，做出和感觉到威胁时一样反应的病态症状。

引发恐惧症的原因

引发恐惧症的主要原因有遗传因素和心理因素。有恐惧症的患者通常周围有亲戚患恐惧症。心理因素包括有失落感、严重的精神压力等。

恐惧症的治疗

恐惧症的治疗分为药物治疗和认知行动治疗两种。药物治疗可以用血清素和呼吸抑制剂，为了预防复发，在症状消退后12~18个月内最好再坚持用药。认知行动治疗是矫正扭曲的想法和行动，以减少恐惧感、恐慌发作的治疗法。认知行动治疗要接受专科医院医生的咨询和治疗。

恐惧症的预防

很多恐惧症患者在发病前都有很大的压力，所以减少压力，保持情绪稳定非常重要。

疾病②

癫　痫

病例 **30岁 申昌秀**
从小时候开始就有癫痫症状，能治吗？

我小的时候抽风过几次，20多岁后症状间歇性发作，成人后偶尔发作过。最近工作了，公司不知道我的病史。我担心再发作，有能够减轻症状或治疗的方法吗？

什么叫癫痫

癫痫就是常说的"抽风"。社会上对"抽风"的病名有很深的偏见，所以就改成癫痫。

癫痫是一种慢性发作性疾病，发作时没有什么特别的异常，发作2次以上时需要持续的药物治疗。

癫痫的发病原因

癫痫按照发病的年龄段可以有很多原因。幼儿期发病主要是分娩损伤、先天性畸形、脑发育异常等原因引起的。青少年时期发病主要是中枢神经系统的急性感染、脑肿瘤等原因引起的。成人发病主要是外伤、颅内感染、肿瘤、脑血管病等原因引起的。

癫痫的治疗

治疗癫痫的方法主要有药物治疗、手术、饮食疗法、刺激迷走神经等。如果没有特别的诱因发病，2次就可以开始使用药物治疗。如果出现以下状况即使只发病一次也要开始药物治疗。

1	在脑波中发现明显的焦点性发作波
2	脑构造异常
3	神经学检查异常
4	家族有癫痫病史
5	有脑感染或伴随意识丧失的外伤
6	患有活动性脑感染
7	初次发作持续30分钟以上，中间意识没有恢复，出现连续发作

癫痫的预防

引起癫痫的原因有很多，所以没有特别的预防方法。癫痫发病时找到准确的原因、坚持正确的治疗，是非常重要的。

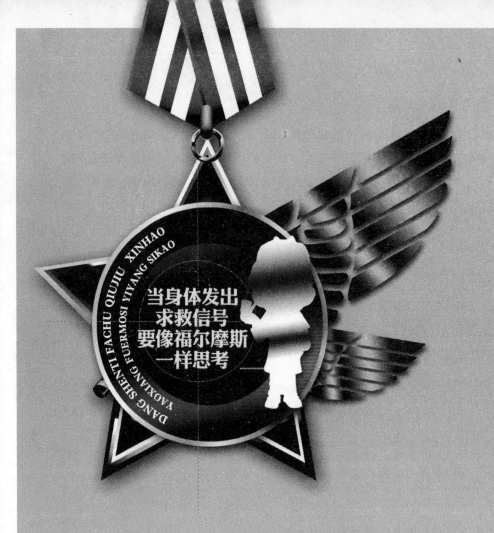

当身体发出
求救信号
要像福尔摩斯
一样思考

DANG SHENTI FACHU QIUJIU XINHAO
YAOXIANG FUERMOSI YIYANG SIKAO

第二章 头部

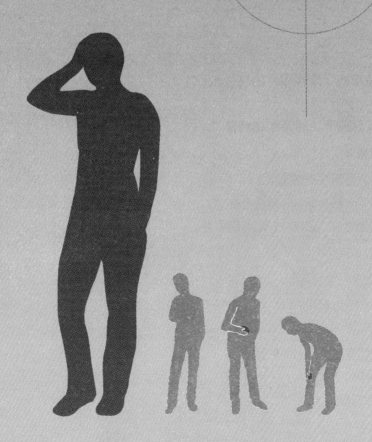

头 痛

 症状说明

头痛是大部分人一生中都经历过的症状。由于压力、疲劳、睡眠不足等原因引起的轻微头痛一般不用处方药，服用在医院能买到的镇痛剂就可以缓解疼痛。有一些患者是由于身体其他部位异常引发的头痛，如果疼痛持续的话，就要去医院检查，找到引发头痛的确切原因。

✔ **推测疾病（请在相符的项前画√）** ....

颞下颌关节功能紊乱综合征

□ 周期性头痛。

□ 因头痛精神不能集中。

□ 脖子、腰疼痛，伴随全身疼痛。

□ 因为疼痛，张嘴或吞咽食物不便。

颈椎间盘突出症

□ 低头或向后仰的时候肩和手酸麻，像有电流通过。

□ 血液循环不好，颈肩疼痛。

□ 伴随眩晕、耳鸣等症状。

□ 胳膊和手无力。

□ 颈部僵硬。

脑肿瘤（脑癌）

- □ 视力低下，戴眼镜也无法矫正。步行撞人或读字困难。
- □ 早晨头痛严重，睡觉起床后头继续疼。
- □ 头痛欲裂。
- □ 没拉肚子，但是恶心、呕吐、眩晕。
- □ 胳膊、腿酸麻或麻痹。
- □ 突然的癫痫发作。
- □ 女性没到绝经期但是不来月经或分泌乳汁。
- □ 男性性功能障碍、抑郁症。

疾病①

颞下颌关节功能紊乱综合征

 病例 **17岁 尹珍西**
头疼不能学习

　　我是高二的学生，最近因为头疼不能集中精神学习，所以学习成绩下降，非常苦恼。第一次头痛是初中3年级的时候，当时吃了索米痛片（去痛片）症状马上就消失了，所以没太在意。但是最近头痛的次数越来越多，症状越来越严重，吃索米痛片（去痛片）也没什么作用。现在不仅头痛，脖子和腰也开始疼了，嚼东西的时候更疼，感觉全身疼，学习也不能集中精神，成绩也下降了，所以情绪非常的低落。我马上就高三了，头疼影响学习，怎么办啊？

什么叫颞下颌关节功能紊乱综合征

　　颞下颌关节是下颌骨的下颌头与颞骨的下颌窝构成的关节，在两侧颧骨下边和耳朵前边的位置。颞下颌关节是所有下颌运动的中心轴，所有下颌部肌肉和韧带都由颞下颌关节支持，颞下颌关节间的关节盘在骨与骨间起到软垫的作用。肌肉、韧带、关节盘、下颌骨相互协调完成张嘴、咀嚼、说话、吞咽等复杂的活动。由于许多原因导致以上功能异常叫做颞下颌关节功能紊乱综合征。

颞下颌关节功能紊乱综合征的原因

颞下颌关节是我们身体主要12个脑神经中9个神经的通路，是身体中脑和脊椎的中心关节。这个部位如果不能正常工作的话，就会导致全身的神经和肌肉的连锁作用，引起各种疾病。

颞下颌关节功能紊乱综合征是经常用手支撑下颌、侧卧的睡眠姿势、不良咀嚼习惯、睡觉磨牙等坏习惯引起的。偏一侧咀嚼食物或喜欢吃坚硬、难咀嚼的食物等不良饮食习惯也可以导致颞下颌关节功能紊乱综合征。除此之外，交通事故、面部外伤、闭嘴时上下牙齿不正确的咬合、压力、不安、精神过敏等心理因素也可能导致颞下颌关节功能紊乱综合征。

颞下颌关节功能紊乱综合征的治疗

治疗颞下颌关节功能紊乱综合征的方法有以下几种：

●安装牙齿交合安定装置

安装牙齿交合安定装置（牙套），纠正牙齿咬合位置。放松头部和颈部肌肉，养成良好的咬合习惯。

●药物治疗

症状严重时服用非麻药性镇痛剂、筋弛缓剂、神经安定剂、抗抑郁剂等药物。

●物理治疗

用温湿布热敷、超声波治疗、硬皮性点神经刺激疗法、电针刺激疗法，使肌肉和关节松弛，减少疼痛。

●**运动疗法**

通过运动放松头、颈部肌肉，加强血液循环，迅速排出积蓄在肌肉里的废物。

颞下颌关节功能紊乱综合征的预防

颞下颌关节损伤一次的话非常难恢复，所以为了预防颞下颌关节功能紊乱综合征要纠正包括饮食在内的生活习惯。

1	尽量少吃坚硬和难咀嚼的食物（鱿鱼等）
2	注意嘴不要张得过大
3	不做过力的颞下颌关节运动
4	做缓解紧张的松弛运动
5	保持腰和肩正确的姿势

疾病②

颈椎间盘突出症

病例 38岁 尹成俊
头撕裂般疼痛，医院说只是压力大导致的

我在公司做网页设计。因为头痛做事无法集中精力，非常痛苦。在医院做检查没有明确的诊断，只说是压力大造成的。是因为我工作太多才导致头痛欲裂吗？我总是感觉疲劳，最近手还麻，肩膀酸痛。头痛的同时伴随着眩晕和耳鸣的症状。我总得知道我得了什么病才能开始治疗吧，请帮帮我吧。

什么叫颈椎间盘突出症

维持生理弯曲的颈椎骨因不正确的姿势长时间变形的话，颈椎吸收冲击的间盘就开始向后突出压迫神经，神经受压迫后，颈、肩、胳膊、手指就会出现疼痛、酸麻的症状。这种症状就是颈椎间盘突出症。

颈椎间盘突出症的原因

颈椎间盘突出症大部分是由于不正确的姿势引起的。长时间坐在桌前学习，用电脑，长时间头向前伸呈龟颈姿势，用手机、笔记本电脑，头长时期维持向下弯的姿势都是引发颈椎间盘突出的主要原因。这样的姿势长时间持续的话颈椎骨慢慢就会变形成一字形。

颈椎骨的作用是保护给脑供血的颈动脉。颈椎骨不正的话就会压迫颈动脉，使颈动脉扭曲。颈动脉扭曲流，向脑部的血液供给就会不通畅，就会导致头痛。

颈椎间盘突出症的治疗

颈椎间盘突出症可以通过X线、CT、MRI之类的检查进行诊断。最近随着医疗技术的发展，诊断更加准确。一般认为可以通过手术进行治疗。但是颈椎间盘突出症患者有90%以上通过推拿疗法、理疗、针灸、牵引等非手术的方法进行治疗。

颈椎间盘突出症的预防

预防颈椎间盘突出症的最基本的方法是纠正不正确的姿势。从现在开始如果发现自己的姿势有问题的话就努力纠正吧。

1	避免长时间的低头或后仰
2	不要用一只手或一边的肩膀长时间提重物

3	坐在椅子上的时候背部靠着椅背以分散体重
4	不要久坐
5	保持身体温暖
6	经常散步，对颈椎有好处
7	保持颈椎骨成自然的生理曲线，保持正确的躺卧姿势。使用4～5厘米高，侧卧8～10厘米高的枕头

疾病③

脑肿瘤（脑癌）

 病例 34岁 朴珠研
眼前模糊，步行困难

　　我从小眼睛就好，所以从来没担心过视力。但是最近两个月眼前突然模糊，就配了眼镜。非常奇怪的是我眼睛没变坏，但是一走路就撞人。认识的人从身边过也看不见，电脑画面也看不清，可能是因为眼睛不好了头也总疼。两个月没来月经了，几天前洗澡的时候突然发现我有乳汁了，但是我没怀孕。我非常惊讶就去医院做检查了，说我得了脑肿瘤。虽然说是良性的，但是我听到这个消息的时候感觉天崩地裂。怎么办啊？

什么叫脑肿瘤

　　脑、脑膜、脑血管、脑神经等出现的所有肿瘤都叫做脑肿瘤。结核、梅毒、癌症等也能引起肿瘤。根据肿瘤发生的部位不同，症状也多种多样。神经纤维瘤之类的脑肿瘤有一部分是受遗传因素的影响发病，但是大部分癌症不是因为遗传和传染而发病的。

脑肿瘤的死亡率是22%~55%。脑肿瘤的临床症状根据肿瘤生长的速度和肿瘤的部位有所不同。无论是良性肿瘤还是恶性肿瘤，根据发病部位不同症状也不相同。因为症状多所以很容易被误诊为其他疾病。如果身体持续出现异常症状又查不到原因的话，就一定要去医院检查。

脑肿瘤的发病原因

到目前为止，脑肿瘤的发病原因尚不明确。但是最近随着对遗传学研究的深入，推断遗传基因是导致脑肿瘤发病的原因之一。

基因的突然变异是引发脑肿瘤的一个原因。特定的遗传基因突然变异，细胞开始急速增加就引发了癌症。另一个原因是接触放射线、化学物质、病毒等导致基因突变，引发癌症。

脑肿瘤的治疗

脑肿瘤最基本的治疗方法就是手术。如果手术有困难的话用其他方法治疗也非常困难。因为大脑是人体最敏感的部位，要摘除脑的一部分，要求非常精细的手术。其他癌症一般采用抗癌治疗，但是一般抗癌药剂对脑肿瘤不起作用，最有效果的治疗是放射线治疗。

脑肿瘤的预防

脑肿瘤没有特别的预防方法。如果毫无理由的症状持续的话就要考虑是不是脑异常，要去神经外科做明确的诊断。如果怀疑是脑肿瘤的话就要拍MRI，通过MRI检查即使未发现异常，也要在医疗本上做好医学记录，以备以后对身体健康有很好的了解。

眩　晕

症状说明

　　眩晕的症状是自己或周围的事物明明是静止的，但自己总感觉像是晃动的。眩晕是大多数神经科患者最常见的症状之一。大部分患者检查的结果都是良好，但是眩晕是重要的神经学疾病的症状，所以如果症状持续的话要及时查明原因进行治疗。

✔ 推测疾病（请在相符的项前画√）...

前庭神经元炎

□ 感觉周围都在旋转的持续眩晕。

□ 持续几个小时或一天以上，恶心呕吐。

□ 因为眩晕，几乎不能移动。

□ 眼颤动向健侧。

□ 闭眼或耳朵一侧着地侧卧症状减轻。

□ 头快速移动或晃动的话症状加重。

耳石症

□ 躺着突然起来出现眩晕。

□ 低头或抬头的时候眩晕。

□ 头向后仰的时候眩晕。

□ 睡觉向旁边侧卧时眩晕。

□ 眩晕的同时伴有呕吐、头痛、胸闷、出冷汗等症状。

□ 眩晕症持续一分钟以内，固定头部，症状消失。

突发性听觉障碍

□ 一边耳朵像聋了似的。

□ 耳朵像塞什么东西似的。

□ 头痛，眩晕。

□ 感觉乏力。

□ 睡眠障碍，平衡障碍。

脑卒中

□ 暂时性的一侧肢体麻痹，感觉异常。

□ 暂时性语讷，发音不清，其他人无法理解。

□ 突然眼睛看不见或看周围事物重影。

□ 头晕，感觉周围东西在转。

□ 头沉，后脖颈硬邦邦的。

□ 突然头痛加重，呕吐。

□ 出现突然的耳鸣症状。

□ 没有外伤，但是流鼻血。

□ 嘴唇向一边歪。

疾病①

前庭神经元炎

 病例 **53岁 车明珠**
有超过一周的时间感觉周围物体都在旋转

眩晕出现前一周得了严重的感冒。睡觉一起床突然感觉眩晕，周围都在旋转。勉强把丈夫和孩子送出家门，在家一动不动地躺了一天。每次走路的时候感觉打晃，身体向一侧偏，连去卫生间都很困难，吃了镇痛药也就管一时。到底出了什么问题？

什么叫前庭神经元炎

前庭神经元炎是连接耳内保持身体平衡、传达信号的前庭神经发炎导致眩晕的疾病。人的头在不动的情况下两边的前庭保持身体平衡。但是一侧的前庭神经发炎的话，平衡被打破，就会产生眩晕。

前庭神经炎的发病原因

前庭神经炎主要是病毒引起，在感冒前后发病。在压力过大、睡眠不足、疲劳、免疫力低下的时候，也容易发病。前庭神经由于小动脉闭塞造成供血不足也会引发前庭神经炎。

前庭神经元炎的治疗

好好的休息1~2天，前庭神经元炎的症状就会有所缓解。如果有呕吐和眩晕症状，在发病初期就要服用前庭抑制剂。但是中枢神经系统非常需要两侧前庭的均衡，所以不能长时间使用前庭抑制剂。平时经常喝水，少吃咸的食物和含有咖啡因的饮料。

前庭神经元炎的预防

前庭神经元炎发病的主要原因是感冒，所以强化免疫系统尽量不要感冒。

疾病②

耳石症

 病例　**43岁 金石贤**
头部无异常，但感觉周围都在转

睡觉起来之后突然感觉周围物体在旋转，没吃东西但是还是持续呕吐。低头的时候头晕打晃，头晃动的时候眩晕。去医院检查医生说没有问题。但是症状慢慢变严重了，呼吸加速、手脚僵硬、胸一起一伏、全身痉挛。我是不是马上要死了？

什么叫耳石症

耳内保持身体平衡的前庭处有一个小的碳酸钙结晶叫耳石，耳石脱落掉入内耳中的半规管的话就会引起眩晕，这种症状就叫做耳石症。很多人感到眩晕就认为是身体虚弱，很多眩晕症患者都没有及早的发现和进行早期的治疗。平均每5个人中就有1名有过一次以上的眩晕症状，其中20%有耳石症。

耳石症的发病原因

事故、压力、老化等很多原因都可以引发耳石症。耳石是碳酸钙结晶，所以容易得骨质疏松的女性发病率是男性的2倍。

耳石症的治疗

耳石症是用比较简单的方法就能治疗的疾病。通过复位治疗和物理治疗可以把半规管内的耳石通过前庭拿出来。通过一次治疗可以彻底治愈，但是根据发病位置也可能要经过数次或多种方法的治疗。

耳石症的预防

注意不要给头部任何冲击，尽量避免剧烈的运动或快速的转头。耳石症的复发性高，有50%的患者在2~3年内再次发病，所以患过一次病的人即使痊愈了也需要更加注意。

疾病③

突发性耳聋

病例 **42岁 金基德**
感觉疲劳，一边耳朵听不见

我在大企业做了10年生产管理。最近经济不景气，经常加班，喝酒接待的事也多，感觉非常疲劳，肩膀酸痛，睡不好觉。周末妻子让我在家睡懒觉，但是起床后还是感觉疲劳。每当疲劳感上来的时候，一边耳朵就出现听力下降。我平时休息时间喜欢拿手机听音乐，几天前耳朵干脆听不见了，我耳朵出现什么问题了吗？

什么叫突发性耳聋

突发性耳聋是指几个小时或2~3天内听力急剧下降的感音神经性听力疾病。30~50岁是发病的主要人群，特别是年轻人，更是高发人群。

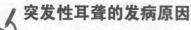 突发性耳聋的发病原因

压力、极度疲劳、紧张等是发病的主要原因。

压力和疲劳持续的话，耳蜗的血流受阻就会出现一时的听觉障碍。

突发性耳聋的治疗

突发性耳聋要及时治疗。两周内治疗的话能够部分或完全改善听力。如果错过最佳治疗期的话可能导致不可恢复的失聪，情况严重时可能导致听力完全丧失。一旦怀疑是突发性听力障碍，要马上去医院接受听力检查。如果检查结果确认是突发性听力障碍的话，要做MRI等影像检查和各种血液检查、炎症性疾病检查，确认是否有感音神经肿瘤。

突发性耳聋的预防

预防突发性耳聋最重要的是消除疲劳。保持以下的生活习惯对消除疲劳是非常有帮助的。

1	规律的生活缓解疲劳
2	调整血压和血糖
3	适当的运动
4	努力减少吸烟等诱发疲劳的原因

脑卒中（中风）

病例 **67岁 权赫哲**
某天突发性剧烈头痛

头像被锤子锤过似的突发疼痛，难以忍受。胃难受、恶心、眩晕、呕吐、眼前发白、抬头困难，休息片刻之后，症状消失。以前从未有过这样的事情发生，所以非常害怕，要去医院吗？

什么叫脑卒中（中风）

脑卒中是给脑供血的血管阻塞或破裂，不能给特定的部位供血，造成脑损伤的症状，又叫脑血管病或中风。在韩国人的死亡原因中，脑卒中的死亡率仅次于癌症，居于第二位。脑卒中是和死亡率居第一位的癌症发病率差不多的高发性危险疾病。

脑卒中的发病原因

脑通过血液持续不断的得到氧气和葡萄糖。血管异常不能正常提供氧气和葡萄糖时，脑组织瞬间就会被损伤引起脑卒中。原因分为两种，血管阻塞（脑梗死、缺血性脑卒中）；脑血管破裂，血液流出（脑出血、出血性脑卒中）。脑血管阻塞或破裂多发于高血压患者。糖尿病患者、心脏病患者、吸烟人群、高血脂患者、肥胖者、其他生活习惯不良者、压力大的人群均是本病高发人群。

脑卒中的治疗

脑卒中发病时患者判断力下降，所以周围人一定要迅速察觉，马上叫救护车，3小时内送到医院救治。

脑梗死的情况，动脉注射血栓溶解剂，软化阻塞血管的血栓，使血液再次供给大脑。症状发生后的4个小时内，一定要进行抢救。抢救越及时，生存的概率也越大，后遗症也就越少。也可以通过手术摘除血栓。

脑出血的情况，首先降低脑压，用药物阻止出血，如果服用过血栓溶解剂的话一定要使用药物抑制血栓溶解剂的效果，抢救后出血停止的话，可以通过做手术消除脑出血的原因。

脑卒中的预防

每4名脑卒中患者就有1名在5年内会再次发病。所以脑卒中是复发率很高的疾病。发过病的患者为了不再发病一定要特别注意。高血压、糖尿病、心脏病、高脂血症等病都对脑卒中的发病有很大的影响。治疗此病预防是关键。

一般预防脑卒中的方法有以下几点
1	禁烟，禁酒（禁烟1年，脑卒中发生的危险程度减少50%，禁烟5年与不吸烟者类似）
2	维持正常的体重
3	每周做3次，每次30分钟的运动
4	饮食以清淡为主
5	减少压力
6	维持胆固醇和血压的正常数值
7	出现动脉硬化时要通过调整饮食，摄取维生素，服用抗酸化剂进行治疗

视力低下

症状说明

　　视力低下是指视觉认知周围事物的能力下降。大部分视力低下可以通过戴眼镜进行校正。但是如果出现因视神经或脑中枢神经异常导致的视力急剧下降或视力持续下降时最好及时就医。

✔ **推测疾病（请在相符的项前画√）**·······································

中心性浆液性脉络膜视网膜病变

☐ 物体看上去发皱的变形症。

☐ 物体看上去更小的微视症。

☐ 看物体的颜色出现异常。

☐ 看周围正常，但是看中间时视力模糊。

白内障

☐ 持续视力低下。

☐ 视物模糊。

☐ 看东西重影。

☐ 近距离的事物看起来比以前清楚。

青光眼

☐ 感觉视力低下。

☐ 眼睛沉重，容易疲劳。

☐ 眼睛疼痛，模糊。

☐ 眼睛有异物感。

☐ 看见火光感觉像看到彩虹似的。

☐ 头沉且疼痛。

☐ 心情不好，有恶心呕吐的症状。

☐ 肩膀酸痛。

疾病①

中心性浆液性脉络膜视网膜病变

病例 **49岁 金东俊**

突然视力低下！老花眼了？

我是一名男性电脑工程师。以前就有看事物模糊不清，眼球干涩的症状。几个月前眼睛看东西突然变得模糊，戴眼镜也不行，勉强集中注意力，眼前就更加模糊了。刚开始我以为是在电脑前待太久了，所以才会出现这样的症状。前天去医院做了检查，视力是0.1、0.1。我现在就到了老花眼的年纪了吗？是不是得了什么病啊，好担心。

什么叫中心性浆液性脉络膜视网膜病变

眼里起感光作用的视网膜的中央黄斑部溢满"水"（浆液性漏出液），导致视力低下的疾病。大部分过3个月就会自然恢复，但是恢复后会出现色觉减弱，相对的暗点、微视症、变形症、夜盲症等视力障碍。大约50%的人在一年以内会再次发病，反复发作的话视力障碍的症状会加重。

中心性浆液性脉络膜视网膜病变发病的原因

中心性浆液性脉络膜视网膜病变虽然没有明确的发病原因，但是有服用激素类药物发病的病例，也有毛细血管血液循环障碍发病的情况。患者以中年男性患者居多。通常有偏头痛、歇斯底里症、焦虑症等性格敏感的人易患病。

中心性浆液性脉络膜视网膜病变的治疗

健康的中年男性易得此病。一般人认为是老花眼，所以不去医院治疗。如果持续下去会导致很多视力障碍的后遗症，所以一定要积极的治疗。漏出浆液的网膜血管用激光进行凝固，一般1个月内即可恢复。

但是漏出浆液的血管太靠近中心的话就不能用激光进行治疗。这个时候应服用药物3个月或使用抗体注射治疗。治疗无反应或复发的话可以进行特殊的激光治疗。

中心性浆液性脉络膜视网膜病变的预防

平时多吃绿黄色蔬菜、蓝莓等对眼睛好的果蔬，避免眼睛疲劳和压力，平时养成健康用眼的好习惯。保持血液循环非常重要，所以为了防止血管破坏，抗氧化剂对预防非常有帮助。

白内障

病例 **30岁 金秀晶**
妈妈的眼球颜色变浑浊了，需要手术吗？

妈妈今年60岁了，一直戴眼镜。有一天把眼镜摘下来看见眼睛变成浑浊的白色了。妈妈说看东西没有什么障碍，我想知道这样的情况需要手术吗？

什么叫白内障

白内障是眼睛内晶状体发生混浊，由透明变成不透明，阻碍光线进入眼内，从而影响了视力的一种疾病。白内障是老年人的易发病。一般超过50岁，几乎所有人都开始有白内障。

先天性白内障发病原因不明。一般认为可能是遗传或胎内感染（子宫内胎儿发生的感染）、代谢异常等原因引起的。后天性白内障是随着年纪的增加最容易得的老年白内障。除此之外，紫外线、外伤、全身疾病、眼底炎症等原因也会引发白内障。

白内障的发病原因

紫外线、老化、外伤、葡萄膜炎、糖尿病、眼科疾病并发症、全身疾病的并发症、先天性等原因可引发白内障。

白内障的症状

一般没有其他症状，就是视力慢慢减退。偶尔因白内障出现并发症——青光眼的话会出现眼痛的症状。外伤性白内障或合并性白内障等情况下视力会急剧减退。

部分浑浊的情况会出现单眼复视（用一只眼睛看东西也重影的症状），晶状体核（晶状体的中心）变硬的硬化现象，晶状体的曲折率增加，眼睛变近视，近距离的物体看得比以前清楚。随着年纪的增加，以前看不清的报纸突然之间看清了，不要认为是眼睛变好了，一定要仔细观察是不是得了白内障。

白内障的治疗

白内障的治疗有药物疗法和手术疗法两种：

药物疗法与根本性的治疗相比收效缓慢，虽然可使用的药物很多，但是有局限性。

进行手术治疗的最佳时期是眼睛出现浑浊，对职场工作和日常生活造成障碍，视力低下，出现了青光眼和葡萄膜炎，这个时候就一定要进行手术。做手术前要做一系列的检查，包括超声波、人工晶状体度数、镜面显微镜检查（角膜内皮细胞检查）、视网膜检查、眼底检查、内科检查（心电图等基本检查）等。

术后2周内，事物的色感或鲜明度多少有些差异，在明亮的光线下会有刺眼的现象，所以在野外的话最好戴上太阳镜。术后1个月内不要用手揉眼睛，注意不要让眼睛受到冲击。

术后视力恢复或因角膜、玻璃体、视网膜、视神经等其他原因引起的持续视力低下在术前是不可预测的。一般老年性白内障通过准确的诊断，在早期进行手术的话大部分视力都能恢复。只是术后眼睛的调节力会下降，所以要配老花镜。

白内障的预防

避免强光，野外活动时戴太阳镜，冬天滑雪时一定要戴雪地护目镜。

疾病③

青光眼

病例 **68岁 具英成**

怀疑是青光眼……

我有高血压和糖尿病，每天都要服药。几天前突然头痛，像晕车似的头晕，今天还吐了，眼睛也看不清，可能因为心情的原因感觉视野好像变窄了许多。我以为是血压或血糖数值高才会出现这样的症状，但是一测不是。和熟人一说，他说好像是青光眼。我需要去眼科看看吗？

什么叫青光眼

青光眼是由许多原因引起的视神经被破坏的疾病。视神经一旦被破坏就无法恢复，50%以上的患者视神经被破坏后才感觉到症状。所以为了及早发现，即使无症状也要定期做眼部检查。

青光眼的发病原因

青光眼最具代表性的发病原因是眼压上升导致的视神经损伤。超过40岁后，眼睛开始老化，眼睛的调节能力降低。眼内的压力（眼压）增高，连接脑部的视神经受损伤就会引发青光眼。患青光眼疾病后视野会慢慢变窄，最终导致失明。

青光眼的症状

最近有很多青光眼患者的眼压正常。正常眼压的青光眼患者中有很多患者有手脚凉、偏头痛或血压不稳的症状。

实际上眼压正常的青光眼患者有很多血液循环障碍的症状，糖尿病患者也常患青光眼。

下面几种类型的人容易得青光眼：

1. 眼压高的人。

2. 父母，兄弟中有青光眼患者。

3. 年龄超过40岁的人。

4. 糖尿病患者。

5. 近视人群。

6. 血压高的人。

7. 眼睛有炎症并反复发作的人。

8. 滥用类固醇眼药的人。

9. 眼睛受过严重外伤的人。

10. 眼睛有过出血的人。

11. 明确患有白内障且长时间不治疗的人。

青光眼的治疗

因青光眼被损伤的视神经很难恢复，所以青光眼的治疗最重要的目标是降低眼压。主要的方法是利用药物降低眼压，根据具体情况用激光或手术进行治疗。

青光眼的预防

平时做以下预防和管理	
1	领带不要系太紧，戴泳镜不要给眼睛太大压力
2	避免身体倒立、演奏管乐器等给脸部造成压力的事
3	在光线暗的地方不要用眼
4	不要一次喝太多水
5	避免心理压力和过度饮酒

黄 疸

 症状说明

　　黄疸是指血液里的胆红素成分过度增加，侵入到皮肤或黏液里，使皮肤发黄的疾病。有因胆管异常引发的闭塞性黄疸，肝细胞异常引发的肝细胞性黄疸，贫血引发的溶血性黄疸。

✔ **推测疾病（请在相符的项前画√）** ....

病毒性肝炎

□ 感觉疲劳、乏力、虚弱、困倦、精力减少。

□ 出现食欲下降、呕吐、消化不良等症状。

□ 喜欢喝酒的人酒瘾下降。

□ 喜欢吸烟的人讨厌烟味。

□ 右上腹部（心口下3厘米右侧附近）有疼痛感，出现手掌变红的手掌红斑。

□ 急性肝炎患者与初期的感冒患者区分困难。

肝　癌

□ 父母、兄弟中有肝病患者或有因肝病去世的人。

□ 输过血。

□ 休息过后身体仍疲劳。

□ 肚子里有气，消化不良。

□ 嘴里有异味。

□ 皮肤粗糙，出现与年龄不相符的粉刺。

□ 白眼珠、皮肤发黄。

□ 有糖尿病、肥胖、高血压、脂肪肝等疾病。

□ 腿水肿，肚子容易饱。

□ 腹胀，恶心。

□ 刷牙时刺激很小，牙龈也容易出血。

□ 右上腹（心口下3厘米右侧附近）有不适或疼痛感。

□ 无理由的体重减轻。

□ 腹部血管清晰可见。

□ 脖子或胸前出现小的蜘蛛网似的红色血管斑点。

□ 性功能减退，男性乳房增大。女性汗毛增多。

疾病①

病毒性肝炎

病例 25岁 金俊英
父亲有黄疸症状，是不是肝出现的了问题？

父亲今年54岁。一个月前突然感觉体力下降，最近还头疼。我说陪他去医院结果他一个人去医院了。吃了一周左右的药，突然间出现黄疸、体力下降，就住院了，检查说是甲型肝炎。现在父亲的黄疸很严重，眼口都变黄了。医院说是服药导致了肝损伤。能治好吗？

什么叫病毒性肝炎

病毒性肝炎是肝有炎症的状态。目前已经被公认的肝炎病毒有甲型、乙型、丙型、丁型、戊型（A.B.C.D.E）五种。其中甲型肝炎主要是急性肝炎，乙型和丙型肝炎是慢性肝炎。慢性肝炎能够发展成为肝硬化或肝癌。肝炎发病有黄疸等许多症状。一般3~4个月治愈的叫急性肝炎，超过4~6个月无法治愈的叫慢性肝炎。现在的问题是病毒性肝炎患者中相当多的人不知道自己已经被感染，而疏忽治疗导致并发症，二次传染的危险性增高。

●传染性高的急性甲型肝炎病毒

在韩国甲型肝炎最常发病。在韩国成人急性肝炎患者占一半，特别是20~30岁的年轻人发病率最高。

●慢性肝炎的主要原因是乙型、丙型肝炎病毒的感染

慢性肝炎指的是持续6个月以上的肝炎。慢性肝炎患者中有70%~80%是因为肝炎病毒发病的。乙型、丙型肝炎通过血液进行传播，大部分症状较轻或无症状。乙型肝炎最常见的症状是疲劳，严重时有黄疸症状。被丙型肝炎病毒感染的患者中大约70%转移成慢性肝炎，一部分会由肝硬化症发展成为癌。

病毒性肝炎发病的原因

甲型肝炎一般是污染的食物，在脏乱的环境中通过粪口途径进行传染。患者的排泄物能够传播，受污染的饮用水或食物也能传播。

乙型肝炎主要是通过血液和伤口进行传播，且几乎所有的体液都会传播，特别是唾液和精液的感染，分娩时母体的感染等都是重要的传播途径。

丙型肝炎主要是通过血液进行传播，有很多输血感染事例，也有静脉注射感染的情况。

病毒性肝炎的治疗

目前为止在医学上没有彻底治疗病毒性疾病的方法，所以病毒性肝炎也是一样。目前对肝炎病毒的治疗的主要方法是免疫抑制和阻断肝炎病毒复制，但是目前仍没有令人满意的结果。

病毒性肝炎的预防

预防肝炎的方法是定期检查，最少6个月一次，做检查时最好做肝功能等一系列检查。

甲型肝炎除了适当的营养摄入和保持情绪稳定外，没有特别的治疗方法，最好做预防接种，乙型肝炎也能够通过接种预防。丙型肝炎病毒有很多突然变异，目前为止没有有效果的预防措施。

疾病②

肝 癌

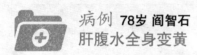

病例 78岁 阎智石
肝腹水全身变黄

平时有高血压和糖尿病。出现腹水以为是心脏的问题，去医院一看说肝出现了问题。肝的各项数值非常高，大夫让转往大医院。想过两天之后去，结果第二天全身变黄、全身水肿、头晕，打了120进了医院，做了很多项检查。检查结果说是肝癌。突然之间头脑一片空白，这病还能治吗？

什么叫肝癌

原发性肝癌是指由肝细胞或肝内胆管上皮细胞发生的恶性肿瘤。也有和最初从肝里产生的原发性肝癌不同的，在其他脏器里产生的癌转移到肝里的转移性肝癌。

肝癌发病的原因

肝癌发病原因大部分不明，但是患者一般有肝硬化。有肝硬化的患者和慢性活动性乙型肝炎、丙型肝炎患者，或者乙型肝炎病菌携带者常易发病。

肝癌的治疗

情况允许下，做肝切除手术是最好的治疗方法。最近随着外科医术的进步，肝切除是比较安全的方法，但是大部分肝癌患者发现时已经是晚期，所以很少用手术疗法。使用放射线或抗癌剂治疗肝癌没什么特殊的效果。最近不做肝切除的肝癌患者可利用切断给肿瘤提供营养的血管使肿瘤坏死的肝动脉塞栓术进行治疗，这种疗法比较有效果，提高了患者的生存率。肝癌没有转移的时候做肝移植效果最好。

肝癌的预防

为了预防肝癌定期做健康检查是非常必要的。平时注意的话，肝癌是能够预防的疾病。

除此之外还要遵循以下事项：	
1	做乙型肝炎预防接种
2	定期做血液和放射线检查
3	有慢性肝病的患者要做好管理，定期检查
4	喝一次酒后一定要休息一段时间
5	饮酒时一定要吃下酒菜
6	注意不要接触他人的体液（血液、唾液、精液）

结膜充血

症状说明

结膜充血是指眼结膜血管扩张，白眼球变红的症状。因结膜炎引起的充血离眼球远的地方最严重，越靠近眼球的地方症状越轻。角膜或虹膜炎症充血正好相反，近眼球处症状最严重，离眼球越远程度越弱。

眼睛的白眼球部位有像蜘蛛网似的纤细的毛细血管，结膜上的血管出现充血，结膜下边的血液充满的情况叫结膜下出血。

✔ 推测疾病（请在相符的项前画√）..

眼球干涩症

☐ 一到干燥或空气混浊的地方眼睛就干涩。

☐ 早晨起床后眼睛干涩充血。

☐ 光线强或灯光亮的地方眼睛睁不开。

☐ 眼睑经常有炎症。

☐ 眼睛经常感觉疲劳，有眼屎。

☐ 最近感觉眼睛疼痛，视力下降。

☐ 戴隐形眼镜困难。

结膜炎

☐ 眼睛痒，流眼泪。

☐ 眼睛刺痛，有异物感。

☐ 眼睛充血。

流行性角膜炎

□ 眼睛充血，疼痛。

□ 流眼泪，有眼屎。

□ 看强光眼睛会疼。

□ 一般情况两眼同时发病，有时仅一只眼睛发病。

□ 两边眼睛发病时先发病的眼睛症状更严重。

□ 持续3~4周。

疾病①

眼球干燥症

病例 32岁 申秀林
眼睛充血，眼睛干巴巴的，疼痛

我做了6年的网页设计师。由于职业特点我每天12小时坐在电脑前。一个月前出现，一过中午时间眼睛干巴巴的、眼睛充血。因为眼睛干涩注意力下降，工作也受到影响。用了空气净化器和加湿器也没用。我戴了10年的隐形眼镜，难道是隐形眼镜的副作用？

什么叫眼球干涩症

眼泪是维持眼球表面健康的必要物质。眼球表面受到各种刺激之后中枢神经就会接受到信号，泪腺就会分泌眼泪。但是有时候眼泪分泌少或容易蒸发，这个时候眼睛就会有异物感或感觉疼痛，在光线下眼睛会变敏感，视力会下降，这就叫眼球干涩症。

眼球干涩症的发病原因

眼球干涩症在刮风或干燥的时候，灰尘大或烟大的时候，使用暖风机的时候症状最严重，或者在疲倦、工作压力大、眼泪分泌少、长时间读书、从事电脑职业、TV试听等工作时眼睛眨眼次数少时常常发生。除此之外，眼泪的主要成分减少或眼睛发生变形的时候也经常引发眼球干涩症。眼睛有慢性炎症疾病时也会引发眼球干涩症。一部分自我免疫性疾病，如干燥综合征也是引发眼球干涩症的主要原因。

轻微的眼球干涩症不会对视力和眼睛造成严重的伤害。但是重症眼球干涩症在眼球表面容易产生伤痕，污染物容易附着而造成角膜的损伤。使异物排出的眼泪不足，导致损伤的部位细菌容易滋生。患结膜炎、角膜炎等眼部疾病的危险性也会提高。所以眼球干涩症做早期的诊断和治疗是非常重要的。

眼球干涩症的治疗

要根据眼球干涩症的发病原因进行治疗。眼泪分泌不足引发的眼球干涩症要利用人工眼泪。使用人工眼泪的话尽可能使用一次性的，一天要往眼睛里上4次以上。因脂肪层不足导致眼泪蒸发的情况要进行眼睑炎症治疗。

如果眼球的炎症是导致眼球干涩症的主要原因的话，要进行抗炎症治疗。如果是自我免疫性疾病的话，用免疫治疗疗法是最有效的。

眼球干涩症的预防

为了预防眼球干涩症，平时注意不要用眼过度。长时间用电脑、玩游戏、读书的时候，一定要休息一段时间，以缓解眼部疲劳。

结膜炎

病例 12岁 姜贤秀 母亲
滑雪回来后孩子眼睛异常

冬天放假带孩子去滑雪，滑了4夜5天非常开心。但是滑雪回来后第二天孩子眼睛充血，总是痒。洗漱过后还老有眼屎，看上去非常不好。我的孩子得眼病了吗？

什么叫结膜炎

结膜是从外部包裹眼睛的组织。翻上眼皮或下眼皮的时候眼白的球结膜呈深粉红色。所谓结膜炎就是结膜有炎症。

结膜炎发病的原因

结膜炎发病的原因和表现症状较多。

如果患有花粉、灰尘、动物皮屑等季节性过敏性结膜炎的话，眼睛周围会出现发痒、流眼泪的症状。4~7月份的花粉、灰尘等刺激眼睛，导致的春季结膜炎会伴有严重的痒症和异物感，有眼屎，并会有充血症状。

因灰尘进入眼睛刺激眼球表面发病的刺激性结膜炎会出现眼睛发痒、流眼泪、有眼屎、充血的症状。因特异性皮肤炎导致的特异性结膜炎的症状与季节性过敏性结膜炎相似。

结膜炎的治疗

细菌性结膜炎可以用含有抗生素成分的眼药进行治疗，但是也可能演变成慢性结膜炎。

病毒性结膜炎没有特殊的治疗方法，时间长了会自然痊愈。在治疗的过程中为了缓和症状，防止二次感染，要用抗生素进行治疗。

结膜炎的预防

预防结膜炎保持眼部清洁最重要。要经常洗手，不要用手揉眼睛。眼病流行时不要去公共场所，游泳的时候不要戴隐形眼镜。

疾病③

流行性角膜炎

 病例 **15岁 姜恩西**
白眼珠有血红色

一照镜子吓一跳，白眼珠有鲜红的血，上网一查说是结膜下出血。有点痒，但是能忍受。常有眼屎，总想用手擦，眼睛疼、老流眼泪。眼睛里好像进什么东西似的有异物感。是不是因为视力问题引起的啊？

什么叫流行性角膜炎？

角膜位于眼球前方，占眼球纤维膜的前1/6，透明，无血管。流行性角膜炎是因一种腺病毒导致角膜发炎的疾病，主要是夏季发病。

流行性角膜炎的发病原因

流行性角膜炎是第8型和第19型腺病毒导致角膜感染而发病的。和感染病毒的人接触会被传染。

流行性角膜炎的治疗

流行性角膜炎随着时间的流逝会自然痊愈。虽然没有直接消灭病毒的有效药物，但是可以使用缓解症状的眼药水或眼药膏。

流行性角膜炎的预防

流行性角膜炎由"流行性"的名字可知传染性较强。一定要注意直接或间接的传染。平时勤洗手，不要用脏手揉眼睛。眼病流行时要避免去泳池等人多的地方。

眼皮跳

症状说明

眼皮跳是指眼皮无意识的抖动的症状。只是眼周围跳，一般是疲劳、压力过大、过度饮酒或摄取咖啡因、镁不足等原因导致的。一般是一边眼皮跳，特别是下眼皮肌肉部位经常发生。但是有时候两边眼皮上下都跳。一次持续好几个小时，过了几天、几周、几个月又出现眼皮跳的症状。眼皮跳一般不需要特别的治疗，补充镁等营养元素、多休息症状就会消失。但是如果伴有其他症状的话就可能是其他疾病的前兆。

✔ 推测疾病（请在相符的项前画√）

面肌抽搐

☐ 眨眼次数增加。

☐ 吹风或见光的时候，眼睛不适。

☐ 眼睛干燥，感觉有刺激。

☐ 眼角下方的脸部或脸部下方的肌肉抖动。

☐ 眉毛周围抖动。

☐ 症状严重时一边眼睛，甚至两边眼睛紧闭。

面肌抽搐

病例 **53岁 张政熙**
眼皮跳，超过一周了，为什么呢？

右边上嘴唇上边持续痉挛，过一会就好了。这次左眼下又严重痉挛，照镜子都能看到。问别人说是营养不足，真的是这样吗？

什么叫面肌抽搐

面肌抽搐是异常运动疾病，也是神经疾病的一种。眼角周围肌肉非自然收缩导致眼睛紧闭或颤抖。有的时候短时间内反复，有的时候持续很久。常伴随额前肌肉或眼下肌肉收缩。

面肌抽搐的原因

有面肌抽搐家族史的患者发生抽搐的概率较高，但是大部分情况发病原因不明。帕金森病或图雷特氏综合征等也会伴有面肌抽搐症状。50～60岁发病最多，女性是男性发病率的3倍。

面肌抽搐的治疗

面肌抽搐作为一种慢性疾病，随着时间的流逝会慢慢恶化。虽然不能完全治疗，但是有很多治疗方法可以减轻患者的不适感。

最有效果的治疗方法是肉毒素A注射法。95%以上的患者会看到效果，3个月左右效果会持续。但是如果经常注射的话会对毒素产生抗体，效果就会下降。除此之外，还有药物治疗法和切开眼周围肌肉的手术疗法。

面肌抽搐的预防

预防面肌抽搐的方法是营造让眼睛充分的休息的环境。

1	平时戴太阳镜遮挡强光
2	使用人工眼泪减少眼睛不适感
3	保持安静和休息
4	避免过度摄取咖啡因

嗅觉障碍

症状说明

嗅觉障碍是指闻不出味道，或者根本闻不到味道。闻不出味道，也就不能很好的感受味道。嗅觉减退是嗅觉细胞自身产生问题，或者味道分子在传给嗅觉细胞的过程中出现问题而发生的。

如果出现闻东西没味，或者闻到的味道和本来的味道不同，这个时候就要考虑是不是神经系统出现了问题，亦或是肝病、脑肿瘤之类的疾病。

✔ 推测疾病（请在相符的项前画√）

慢性鼻炎

□ 鼻塞。

□ 一般左右鼻孔交替阻塞，晚上比白天症状严重。

□ 鼻涕一般呈黏液性，偶尔出现浓黄色。

□ 从鼻子流出分泌物较多。

□ 闻不到味道。

□ 严重的话会同时伴有泪腺炎、眼结膜炎、耳科炎症、咽喉炎等炎症。

慢性鼻炎

 病例 *27岁* **罗孝善**
因为闻不到味道食欲也不好

最近打喷嚏、流鼻涕、眼睛红肿。几天前开始早晨一睁眼睛就流清鼻涕、打喷嚏，不带纸巾和手绢都不敢出门。感冒了也吃感冒药了，但是没什么效果。症状越来越严重，躺着睡觉鼻涕都会流到后脖颈，不停的咳嗽，睡觉都睡不好。感冒、疲劳导致生活变得一团糟。有没有通鼻子的方法啊？

什么叫慢性鼻炎

慢性鼻炎是鼻炎患者不接受恰当的治疗时患上的疾病。鼻炎是指有流涕，喷嚏，咳痰，鼻塞中一种以上症状的鼻黏膜炎症性疾病。肥厚性鼻炎是鼻炎长期得不到治疗时患上的疾病。所以肥厚性鼻炎会有鼻塞（鼻闭塞），流涕，嗅觉障碍等症状。

慢性鼻炎发病的原因

引起慢性鼻炎发病的最重要的原因是环境因素。灰尘、烟尘、香烟等慢性刺激，滥用黏膜收缩剂，急剧的温度变化，极度的干燥，多湿的环境，大气污染，过敏性鼻炎等都是可以导致该病的。鼻周围炎症经常反复发作的话就会演变成慢性慢性鼻炎。维生素缺乏、营养障碍、内分泌障碍、甲状腺功能障碍也可能引发慢性鼻炎。

慢性鼻炎的治疗

为了治疗慢性鼻炎首先要调整引起慢性鼻炎的环境。要内科和外科同时治疗。内科治疗法主要是局部注射，如果没有效果的话就采用扩大鼻内通路的外科手术方法进行治疗。过敏性鼻炎要首先做多项检查分析原因后进行治疗。

肥厚性鼻炎的预防

1	保持周围环境清洁，勤洗手
2	尽量避免灰尘、煤烟、香烟烟气等刺激鼻黏膜的环境
3	发现症状的话去专科医院检查，接受恰当的治疗，预防鼻炎转化成慢性鼻炎
4	注意引发鼻炎的食物（着色剂、防腐剂、香辛料等）

咳　嗽

症状说明

咳嗽是身体重要的防御手段，它能阻塞气体、细菌等有害物质或大量异物侵入气管。同时使吸入的异物或气管的分泌物排出体外，保持气管清洁。一般三周以内的咳嗽通常是由感冒引起的，所以不用太担心。但是咳嗽持续一个月以上就要考虑是不是得了其他疾病。

✔ 推测疾病（请在相符的项前画√）

肺　癌

☐ 毫无理由的咳嗽、咳痰、持续1~2周以上。

☐ 嗓子总是沙哑，迁延不愈。

☐ 咳嗽的时候有痰或血痰。

☐ 喘气的时候有呼噜呼噜的声音。

☐ 胸痛、头痛、尿痛、肩膀酸痛症状严重。

☐ 脸部或颈部严重水肿。

☐ 全身皮肤发黑。

☐ 没有食欲，体重下降。

☐ 恶心、呕吐。

☐ 无理由的肋骨断裂。

支气管哮喘

☐ 咳嗽持续3周以上。

☐ 胸闷或气喘，呼吸有呼噜呼噜的声音。

☐ 运动中、运动后或者干活的时候气喘，呼吸有呼噜呼噜的声音，休息后症状消失。

☐ 精神压力大的时候气喘，呼吸有呼噜呼噜的声音。

☐ 春秋季节持续一个月以上咳嗽气喘。

☐ 家族中有哮喘、过敏性鼻炎、胸闷、气喘患者。

疾病①

肺　癌

 病例 41岁 金善宇
抽了20年烟，突然咳嗽加剧

我今年41岁，21岁开始抽烟一直到现在。我原来一直对自己的健康很自信，身体也没什么毛病。5年前开始参加了登山协会，但是最近感冒，咳嗽就不停，这周日登山活动都没去。咳嗽严重，胸闷根本爬不了山。最近嗓子闷闷的，嗓音好像也有点变了，食欲减退。所以两天前开始戒烟了。但是身体还是不见好转。我的身体是不是出现什么大问题了？

什么叫肺癌

肺癌是肺部长了恶性肿瘤。根据2007年美国的统计确诊为肺癌的患者86%在确诊后的5年内死亡，所以说肺癌的死亡率很高。

在韩国肺癌的死亡率也很高，5年内的存活率大约不到15%。在我国，肺癌总的5年生存率为30%～40%。肺癌必须做早期的诊断和治疗。

肺癌的发病原因

肺癌大概有85%是由吸烟引起的。吸烟使得肺癌的罹患率增加13倍。每天抽一盒烟，持续40年的人比不吸烟的人患肺癌的概率大20倍。20年每天抽两盒烟的人患肺癌的死亡率将增加到60~70倍。长时间吸二手烟的肺癌发病率将增加1.5倍。吸烟对女性影响更大，女性烟民的肺癌发病率要比男性高1.5倍。但是如果开始戒烟的话患肺癌的概率在1年内会不断减少，15年后比不吸烟者患病概率降低大约2倍。

肺癌的治疗

肺癌可以用手术、放射线、抗癌化学疗法、支气管内视镜等治疗方法进行治疗。一般放射线治疗有30%，抗癌化学疗法有20%能起作用。但是即使是相同的疗法，根据肺癌的发展状况，过程和结果也有很大的不同。

肺癌的预防

预防肺癌的最好的方法就是不要吸烟。已经开始吸烟的要戒烟。吸烟者中有70%想要戒烟，大约1/3吸烟者试图戒烟，但是90%失败。因为吸烟是强力的尼古丁中毒疾病。

预防肺癌的比较好的食物是西红柿、胡萝卜、南瓜等富含胡萝卜素的食物。特别是西红柿富含番茄红素，做熟后和葡萄籽油或橄榄油一起吃吸收率增加7倍。

疾病②

支气管哮喘

 病例 5岁 李恩由 妈妈
孩子超过一个月干咳

我女儿5岁了，最近突然咳嗽，并且很严重。她每个换季期都会感冒，但是这次好像有点不一样。感冒的时候是有咳痰的咳嗽，但是这次总是干咳。特别是晚上和早晨最严重，因为咳嗽睡觉老醒。因为感冒也不能让她外出了。女儿缠着想去游乐场，去玩了10分钟就气喘，还发出呼噜呼噜的声音。回到家就好了。但是今天呼吸还是非常粗，我的孩子身体有什么问题了吗？

什么叫支气管哮喘

支气管哮喘，简称哮喘，是支气管过敏炎症引发的疾病。肺里的支气管变敏感或偶尔变狭窄，呼吸有呼噜呼噜声，气喘咳嗽严重。

支气管哮喘的发病原因

支气管哮喘是遗传因素和环境因素共同作用的结果。是诱发支气管哮喘的过敏物质和恶化因素相互作用，致使免疫体系混乱，导致的疾病。过敏物质有家庭灰尘、花粉、动物毛发、昆虫幼虫、食品、药物等，恶化因素有感冒、香烟的烟气、室内污染、大气污染、食品添加剂、运动等身体活动、气候变化、黄沙、压力等。

咳嗽长时间不好容易发展成哮喘，但是哮喘并不是因为咳嗽而发生的。因为哮喘发病所以产生了咳嗽的症状。

💊 支气管哮喘的治疗

为了治疗支气管哮喘，首先要做过敏原检查和毛发检查、活性酸素检查，明确导致哮喘的原因。然后使用吸入剂、支气管扩张剂等做免疫治疗，90%以上可以恢复。

📑 支气管哮喘的预防

支气管哮喘是一种慢性疾病，所以坚持不懈的治疗和自我管理是非常必要的。避免去人多的地方以防感冒之类的病毒感染。勤洗手、保持身体清洁。避免接触香烟、化学物质、油漆、香水等强刺激性气味。吸入冷空气的慢跑会使支气管收缩、呼吸困难，所以最好少做这类的运动。

少数患者服用阿司匹林等消炎镇痛剂会引起哮喘发作，所以一定要注意。水果、蔬菜、水果浓缩液、葡萄酒、啤酒、果汁等含有的亚磺酸盐会引发哮喘，所以一定要注意。

最近有报告表明，心理因素也会引起哮喘发作，所以尽可能不要有压力。

口腔炎症

症状说明

口腔炎症在医学上叫口内炎。口内炎就是受细菌、病毒、真菌等的感染，舌头、牙龈、嘴唇、脸颊内等嘴里的黏膜发生炎症的疾病。免疫力低下、营养不均衡、重金属中毒等也可以引发口腔炎症。

✔ **推测疾病（请在相符的项前画√）** ....

阿弗他口炎

□ 溃疡直径达1厘米以上。

□ 症状持续2周以上。

□ 有水疱，发热。

□ 症状经常反复。

□ 同一个地方反复出现溃疡。

★阿弗他口炎一般两周内痊愈，但是以上症状严重的话最好去医院就医。

疱疹性口炎

□ 嘴角周围皮肤出现水疱。

□ 长水疱的周围非常疼痛。

阿弗他口炎

病例 40岁 李昌秀
如果累的话口腔内就会有炎症

最近频繁上夜班总是感觉疲劳，一累口腔内就一定会有炎症。刚开始小，然后变大，总是溃疡非常头疼。炎症虽然小，但是因为在口腔内所以喝热汤或吃辣的食物的时候感觉火辣辣的疼，我得去医院吗？

什么叫阿弗他口炎

阿弗他口炎是口腔内产生溃疡的口内炎，是全国百姓20%的人经常得的疾病。主要是嘴唇里边，口腔黏膜处常发生。溃疡部位肿痒，受刺激时感觉疼痛。溃疡10天左右痊愈，但是经常复发。

阿弗他口炎的发病原因

阿弗他口炎主要是压力大、疲劳、免疫力低下时发病。激素，生理周期、体重等突然变化，维生素B_{12}、铁、叶酸等缺乏也会导致口腔溃疡。

阿弗他口炎的治疗

一般1~2周自然痊愈。使用软膏、抗菌剂对缓解症状有帮助。严重时可以注射维生素、镁或者类固醇制剂。

阿弗他口炎的预防

阿弗他口炎的症状是慢性的，它们产生的一个共同特点就是长期疲劳。所以要注意减少压力、充分休息、营养摄取均衡。

疾病②

疱疹性口炎

病例 **25岁 申英美**
嘴唇周围有水疱

几天前和家人出去2天1夜，路上堵车也没能好好休息。休假回来之后嘴角周围出现很多水疱。针扎似的疼，手都不敢碰。怎么治啊？

什么叫疱疹性口炎

疱疹病毒引起的嘴角周围发炎，起水疱、疼痛。成人之前易得疱疹性口炎，有传染性，所以注意不要传染给家人或周围人。

疱疹性口炎的发病原因

疱疹性口炎发病的原因是疱疹病毒感染。单纯的疱疹病毒也叫单纯疱疹病毒。压力大或免疫力低下、维生素或镁不足时易发病。

痊愈后在相同的地方还可能复发。

疱疹性口炎的治疗

疱疹性口炎一般可以自然痊愈。疼痛严重时，可到医院买局部麻醉的软膏或抗病毒剂。

疱疹性口炎的预防

疱疹性口炎的发病原因是病毒感染，所以要禁烟和保持口腔内清洁。疱疹性口炎发病时别吃太热或太辣的食物。多摄取富含维生素A、B族维生素、维生素E的食物。

维生素A	胡萝卜、茼蒿、西红柿、辣椒、菠菜、牡蛎、鳗鱼等
B族维生素	动物肝脏、牛奶、鸡蛋、全麦粉、啤酒酵母、红肉、鱼等
维生素C	柠檬、橘子、柚子、辣椒等
维生素E	瓜子、籼米、小麦、南瓜、花生、杏仁、植物油等

口腔异味

症状说明

口腔异味是口腔内的细菌分解蛋白质产生的物质，会导致口腔内出现异味的症状。一般口臭是食物残渣、蛀牙、口腔干燥症、白苔等口腔问题引起的，只要经常刷牙就会消失。但是经过一段时间后，口腔异味仍然存在，就要考虑是不是得了其他疾病。

✔ 推测疾病（请在相符的项前画√）......................................

肝硬化

☐ 食欲减退，腹部发肿。

☐ 手掌变红，皮肤变黑。

☐ 有男性像女性一样长乳房的情况。

☐ 有牙龈出血、流鼻血、贫血、黄疸、腿水肿、腹水等症状。

化脓性鼻窦炎

☐ 平时经常鼻塞。

☐ 持续流黄鼻涕。

☐ 鼻涕倒流进入咽腔。

☐ 嗅觉减退。

☐ 头痛，注意力减退。

☐ 眼睑周围水肿。

☐ 经常流鼻血。

☐ 充分休息后仍然有疲倦感。

胃　癌

□ 胃部不适。

□ 胃液逆流，打酸嗝。

□ 经常胃胀气。

□ 上腹有饱满和不快感。

□ 消化不良，疼痛。

□ 有食欲减退、体重减轻、便血等症状。

疾病①

肝硬化

 病例 **56岁 于正子**
牙无论怎么刷都有味

　　1年前女儿非常小心地对我说妈妈口腔内有异味，让我做好口腔清洁。我平时都非常注意清洁，所以当时非常伤自尊。从那以后更是一天刷三遍牙，吃一点零食都要做口腔清洁或嚼口香糖，但是嘴里还是有味。去牙科做了牙齿管理，但还是没用。渐渐的头也疼、嘴干、嘴里的异味也没消失。都不敢在别人面前说话，这到底是怎么回事呢？

什么叫肝硬化

　　肝硬化是肝脏因慢性炎症，导致正常的肝组织再生结成疙瘩（生成小球的现象），组织纤维化，肝功能下降。这个时候特殊的代谢成分通过嘴和鼻排出就会产生口腔异味。

导致肝硬化的原因

慢性肝炎、酒精肝、脂肪肝、寄生虫、先天性代谢异常等原因都可以导致肝硬化。丙型肝炎病毒引起的慢性肝炎是发病的主要原因，其次是乙型肝炎和酒精肝。

肝硬化的治疗

肝硬化不能完全治愈，一般治疗的目标是延缓症状，最大程度延缓肝功能衰竭的速度。根据肝硬化发生的原因，一般选择干扰素或抗病毒等药物治疗。除此之外，有以下症状的话选择其他方法治疗也是非常必要的。

●腹水

使用利尿剂调节症状，用这个方法反复抽取腹水。腹水中有细菌感染时使用抗生素治疗。

●静脉出血

通过内视镜和药物治疗阻止出血。引导规律排便，预防肝性脑病。

●严重的肝硬化

肝移植是治愈的最有效方法，但是需要有肝提供者，手术的危险性和费用也较高。

肝硬化的预防

排除产生肝硬化的危险因素能预防肝硬化。做乙型肝炎预防接种，不要被传染丙型肝炎，不要过度饮酒。

肝硬化有发展成为肝癌的危险，所以诊断出肝硬化后要定期做肝癌检查。

化脓性鼻窦炎

 病例 **40岁 朴俊逸**
带着除口臭剂生活

　　早晨起床后口腔有异味。结婚后担心妻子讨厌，一起床就去洗漱。问题是上班时，我经常鼻塞闻不到味，一次去医院同事说我口腔有异味，非常不好意思。好像也不是口腔的问题。不久前去牙科检查也没什么问题。这是不是和我小的时候有化脓性鼻窦炎有关啊？最近我都带着口腔清洁剂。但是过一段时间好像又好了。最近又不太担心口腔异味的问题了。请帮帮我吧。

什么叫化脓性鼻窦炎

　　医学用语叫"化脓性鼻窦炎"。鼻子周围有个叫鼻窦的结构，这个结构发生炎症，充满脓和分泌物的疾病就叫化脓性鼻窦炎。

　　鼻窦发生炎症疾病持续不满4周叫急性鼻窦炎。持续三个月以上定义为慢性鼻窦炎。和过敏性鼻炎的症状类似，但过敏性鼻炎流出的是清鼻涕。过敏性鼻炎也是引发化脓性鼻窦炎的一个诱因。

化脓性鼻窦炎的发病原因

　　鼻窦是鼻子周围脸部骨头里的一个空间，它以小的开口与鼻腔相通。如果这个连接通路阻塞就会发生炎症。鼻窦出黄色的脓就是鼻窦炎，即化脓性鼻窦炎。鼻子堵塞，嘴容易干，口腔内的细菌会增加，口腔就会出现异味。

🔲 化脓性鼻窦炎的治疗

急性化脓性鼻窦炎大多由感冒引起，用药物可以简单的治疗。如果是慢性化脓性鼻窦炎的话要做准确的检查后进行治疗。严重时要做鼻窦内镜手术。

🔲 化脓性鼻窦炎的预防

为了不感冒，要勤洗手脚，注意温度变化，洗漱时用盐水洗鼻子。使用鼻洗涤工具，让水流过鼻腔通过喉咙从嘴吐出。如果有急性化脓性鼻窦炎的症状要及时做适当的治疗，以免发展成慢性化脓性鼻窦炎。

疾病③

胃　癌

 病例 48岁 文成浩
口腔内有臭袜子味

有一天女儿开玩笑说妈妈嘴里有臭袜子的味道，现在我都忘不了听到那话时的情景。我也知道自己嘴里有味，但是没想到这么严重。我以为时间长了就会好的，但是情况好像越来越严重了。累的时候打哈欠，用鼻子呼吸的话鼻子里也有味，吃东西老打嗝，打嗝的味道也非常难闻。我身体是不是出了什么问题？

🩺 什么叫胃癌

胃部长癌，最近虽然有减少趋势，但是目前为止，在韩国还是发生频率较高的癌症。在我国，胃癌的病死率在癌症病死率中排名第二。胃癌的早期症状是轻微的滞或消化不良，很容易被忽视，所以一定要做定期的检查。

胃癌发病不是单一原因，一般是环境因素和遗传因素作用下发病的。环境因素有幽门螺杆菌感染，摄取储藏时间长不新鲜的食物，摄取盐分过多，摄取含亚硝酸盐多的食物（被包装的肉类、熏肉等），吃烧焦的肉、鱼，吸烟等都可能引发胃癌。消化性溃疡或胃癌发病后器官功能异常，食物在胃里停留时间变长，食物的味道变重，会产生异味。

胃癌的治疗

胃癌最好的治疗方法是通过手术切除癌变。胃癌的治疗方法有手术、内视镜治疗、抗癌化学疗法、放射线疗法等。一般对于胃癌的治疗要根据胃癌的大小、位置、范围、患者的健康状况决定治疗方法。

胃癌的预防

胃癌发生的环境因素非常重要，一定要注意以下几点	
1	一天摄取的盐分在10克以下（韩国人平均盐分摄取量是28.5克，中国人平均盐分摄取量是10.6克）
2	不吃鱼或肉烧焦的部位
3	少吃熏制鱼或肉
4	吃饭的时候多吃蒜、菜花、洋葱等黄绿色蔬菜和水果
5	每天喝新鲜的牛奶
6	不吃太咸或太辣的刺激性食物
7	情绪积极、乐观
8	做轻便的运动，散步以缓解紧张和压力
9	定期做胃癌检查（早期发现胃癌治愈率达90%）
10	每天服用维生素C

咯血

 症状说明

咳嗽并有血咳出叫做咯血。从咳痰中带血到单纯的咯血，会出现大量咯血的症状。特别是24小时内咯出100毫升以上的咯血叫大量咯血。这个时候要入院治疗。

✔ **推测疾病（请在相符的项前画√）**......................................

支气管扩张

☐ 主要表现为早晨有大量咳痰（黄痰），并有血。

☐ 痰排出困难，痰量渐渐变多。

☐ 轻微感冒后咳嗽、咳痰、发热等症状也会随之加剧。

☐ 症状严重时会出现呼吸困难、发绀症、慢性闭塞性呼吸道疾病等症状。

肺 炎

☐ 咳嗽时浑身难受，痰粘、呈铁锈色。

☐ 出现恶寒、发热、呕吐等症状。

☐ 咳嗽的时候一侧胸部有针扎似的疼痛，深呼吸时胸疼痛。

☐ 鼻、嘴唇周围长水疱。

疾病①

支气管扩张

 病例 **47岁 潘小晶**
不知道每次吐血的理由

和朋友去散步，突然就吐血了。以前闻毒油漆时吐过一次血，那之后1年吐过一两次血。我妈妈因支气管扩张曾经入院治疗过，我可能也受此影响。非常害怕，这到底是什么病啊？

什么叫支气管扩张

支气管扩张是慢性炎症引起的支气管壁弹性缩小，肌肉成分被破坏，支气管异常变宽。通过治疗，症状可以得到缓解，但是不能完全治愈。

支气管扩张的发病原因

肺病或呼吸道内坏死性炎症引发的所有疾病都可以引起支气管扩张。

小时候得过肺炎是成人后得支气管扩张的主要原因。小时候得过麻疹，或者因百日咳得细菌性肺炎的人更易得支气管扩张。成人得肺结核治愈后也易得支气管扩张。

支气管扩张的治疗

治疗支气管扩张最重要的两种方法是使用抗生素治疗和持续的排痰。对支气管扩张患者使用抗生素治疗非常重要，但是每次使用抗生素治疗的话都会对抗生素产生耐性。如果大量咯血的话，入院治疗是非常必要的。为有助排痰可以接受物理治疗和使用祛痰药。

支气管扩张的预防

为了预防支气管扩张，首先要预防感染。每年接种流感疫苗。每5年接种一次肺炎预防疫苗。但是单纯的预防接种不能预防所有的感染，所以外出或吃饭前后不要忘记洗手、刷牙。

疾病②

肺　炎

病例 **47岁 闵成哲**
严重的感冒出现咯血，合并胸疼

感冒后吃了感冒药，忍了一周了。有一天早晨起来有痰，咳嗽之后居然咯出血了。因为第一次经历这样的事所以非常害怕。最近因为疲劳瘦了很多，再加上感冒，现在想起来每次咳嗽的时候胸部都感觉疼痛。好像不是一般的病，到底是怎么回事啊？

什么叫肺炎

肺炎是病毒、细菌、真菌等微生物感染肺脏引起的炎症。主要症状有高热、咳嗽、咳痰。根据感染菌群的不同，痰的颜色也不同。肺炎通常会出现支气管炎等并发症。

肺炎的发病原因

肺炎主要是由细菌、病毒、真菌、寄生虫等引起的。体弱者、儿童、老人因免疫力下降容易得肺炎。

肺炎的治疗

治疗肺炎最根本的方法是用抗生素消灭病原菌。必要时为了缓解咳痰、咳嗽等症状可以使用祛痰药等。为了维持和恢复体力，要保持安静，充分摄取营养和水分，以补充体力。

肺炎的预防

为了预防肺炎，平时要通过健康管理提高身体的免疫力。除此之外，还要注意以下几点：

1	接种流感、肺炎疫苗。肺炎预防注射在10岁前每3年一次，10岁后每4年一次。与带状疱疹预防注射要隔1个月进行
2	勤洗手，注意卫生
3	到换季期，早晚要注意保暖
4	避免在气温下降的早晨运动，白天最好每天行走30分钟左右

耳痛

 症状说明

　　耳朵有疼痛症状叫耳痛。分为耳朵自身有病的原发性耳痛和耳神经受其他部位刺激发生的关联性疼痛。耳痛有50%以上是关联性疼痛。

✔ **推测疾病（请在相符的项前画✓）** ⋯⋯⋯⋯⋯⋯⋯⋯⋯⋯⋯⋯⋯⋯⋯

　　中耳炎

　　□耳朵里流出脓或脓水。

　　□耳聋。

　　□耳朵疼痛，偶尔伴有头痛。

　　□头晕。

疾病

中耳炎

 病例 **3岁 刘瑟儿 妈妈**
孩子夜里高热

　　昨天孩子去幼儿园回来不好好玩，并非常烦躁，一量体温发现发热了，吃了退热药就让孩子睡了。但早晨的时候孩子醒了，一直哭。一量体温高热38.2℃。

孩子老哭还抓耳朵，摸耳朵，测体温一量超过40℃。第二天去医院说是中耳炎。是不是大病啊，非常担心。

什么叫中耳炎

中耳炎是指中耳里发生的所有炎症。随着抗生素的开发，中耳炎导致的致命性的并发症在逐渐减少，但是最近也发现了少量的并发症，所以一定要注意。中耳炎患者中有大约10%的患者会发展成为耳膜穿孔、粘连性中耳炎、鼓室硬化症等慢性疾病。

中耳炎发病原因

大部分中耳炎和感冒一起发病。但是中耳炎发病的根本原因是过敏性鼻炎或周围各种炎性疾病。在鼻子或嗓子里繁殖的细菌或病毒，通过耳管进入耳膜里的中耳腔、引起炎症。

中耳炎的治疗

中耳炎治疗的最终目的是消除炎症，防止再发，恢复听力，预防并发症。实行手术治疗前首先用保守治疗，从耳道入口到耳膜进行清洁消毒，清除脓液，耳内导入抗生素。如局部治疗无效，根据情况做手术。

中耳炎的预防

预防中耳炎没有特别的方法。只是急性中耳炎发病时要注意马上治疗，以免发展成为慢性中耳炎。如果耳朵有化脓或听力减退的症状，应马上到专科医院进行治疗。耳朵出脓时用棉花等堵住耳朵反而会加剧病情恶化。如果是儿童发病，需要尽快治疗。

耳　鸣

症状说明

　　耳鸣是外部没有声音刺激，但是仍然听到声音的状态。与听到音乐或说话声的幻听不同，听到的是没有意义的声音。耳鸣分为血流声或肌肉痉挛声之类的体内声音，通过身体传达给耳朵的他觉性耳鸣，以及其他人听不到只有本人主观反映的自觉性耳鸣。耳鸣非常常见，在绝对隔音的安静的房间内，大约95%的人都会感觉到20分贝以下的耳鸣。

✔ 推测疾病（请在相符的项前画√）·····································

代谢综合征

□ 体形肥胖。

□ 常伴随耳鸣和眩晕。

□ 听力时好时坏。

□ 无原因的恶心、呕吐。

美尼尔综合征

□ 头晕发作。

□ 有蝉叫之类的耳鸣。

□ 耳朵突然嗡嗡响。

□ 没有消化不良，但是出现恶心、呕吐症状。

疾病①

代谢综合征

病例 **高三 应考生 妈妈**

儿子耳朵听到警报声！是因为压力吗？

我是19岁男孩的妈妈。儿子从高二开始左耳就听到"滴"的按键的声音。可能是因为用耳机听英语和音乐，但是过了很久症状也没消失，偶尔还感觉耳朵嗡嗡响。是不是考试压力太大了。我想可能是因为气虚，所以给孩子吃了补药。不会是神经系统的问题吧，非常着急，担心。

什么叫代谢综合征

代谢综合征是慢性代谢障碍的高脂血症、糖尿病、高血压三种疾病的前期症状。会导致心绞痛、心肌梗死、脑卒中等并发症，发病之前没有特别的症状。

代谢综合征的发病原因

代谢综合征的发病原因是体内摄入了过多的中性脂肪和胆固醇。

脂肪和胆固醇附着在血管壁，管壁慢慢变厚，弹性变弱，血压升高，血液循环发生障碍。这个时候因压力，变脆弱的蜗管内的听觉细胞被破坏，就产生了耳鸣。体形肥胖、耳内有杂音的耳鸣症状就要考虑代谢综合征的可能。

代谢综合征的治疗

目前为止，没有针对代谢综合征的确切疗法。必须要对构成疾病的各个要素分别进行治疗。一般采用食疗法、运动疗法并行的方法。通过改善生活习惯，来维持体重是非常重要的。

通过食疗法使热量摄取比平时少500~1000千卡（2092～4184千焦）。努力减轻体重，体重过重时每天要做最少30分钟的有氧运动。

 代谢综合征的预防

1	避免吃热量高的甜食或油多的食物
2	多吃新鲜的蔬菜、水果及富含食物纤维的食物
3	适当运动，摆脱肥胖

疾病②

美尼尔综合征

 病例 43岁 吴由晶
耳朵里有蝉叫声

我是个常上夜班的职场女性。一周前，耳朵突然嗡嗡响，总有蝉叫声，头晕持续30分钟左右。是单纯的压力原因吗？

什么叫美尼尔综合征

美尼尔综合征是用1861年第一次记录此病的法国医生的名字命名的病名。美尼尔综合征是在内耳里的淋巴液回流异常，内耳的听神经和调节平衡的前庭神经出现异常导致的疾病。听力时好时坏，能够导致平衡感觉障碍或听力丧失。

美尼尔综合征的发病原因

本病确切的发病原因尚不明确，但是精神和身体压力、过度疲劳、饮酒、吸烟、喝咖啡、失眠症等都是美尼尔综合征发病的原因。

美尼尔综合征的治疗

美尼尔综合征早期发现治愈率高达80%以上。治疗方法根据症状的程度，状态有所不同。对于美尼尔综合征的药物治疗效果目前还比较有争议。目前比较有效果的药物是前庭神经抑制剂和利尿剂。药物不能治疗时也可以选择手术进行治疗。

美尼尔综合征的预防

通过低盐食谱能够预防发作产生的眩晕症。平时摄入盐分过多可能导致眩晕症，所以每天摄取适当的盐。

除此之外，远离酒、咖啡、香烟，减少压力，充分休息。

黑眼圈

症状说明

黑眼圈是随着包裹下眼皮脂肪的皮肤膜变弱，下眼皮产生黑影的现象。也指因皮肤色素沉积眼皮变青的现象。

✔ 推测疾病（请在相符的项前画√）

黑眼圈

□ 即使不累，眼睛下方也有阴影。

□ 眼睛下方的皮肤发青。

□ 眼睛下方的阴影用化妆品也遮不住。

疾病

黑眼圈

病例 24岁 朴智英
拒绝熊猫眼

如果累了的话一般会说"黑眼圈都到膝盖了"。我有黑眼圈所以总被误会"你熬夜了？"

"你今天是生理期？"。熊猫是很可爱，但是黑眼圈让我比实际年纪看上去大，看上去疲劳。我也吃对黑眼圈好的鲑鱼，也好好休息，但是还是没什么效果。我为什么会有黑眼圈啊？

什么叫黑眼圈

黑眼圈不是正式的医学用语，指的是眼睛下方看上去暗淡的症状。

黑眼圈的原因

黑眼圈是皮肤薄，眼睛下边的血管颜色的体现。或者是因为眼周围的黑色素多，亦或有揉眼习惯，导致色素沉积。除此之外，眼皮血管有瘀血现象的话眼睛下方也会暗沉。

中年女性随着脸部肌肉下垂，眼睛下方的血管也更容易显露，出现黑眼圈。

黑眼圈的治疗

由于皮脂增多导致的黑眼圈，可以通过自我脂肪移植或注射去除眼下方赘肉的方式进行治疗。皮下静脉变青的黑眼圈用激光可以去除。因特应性产生的黑眼圈需根据特应性原因采取对策。鲑鱼和西蓝花对改善黑眼圈有效果。

黑眼圈的预防

一直有说法说"消化不好易出黑眼圈"。但是消化异常导致黑眼圈的概率在2%以下。注意避免过度疲劳是很好的预防方法。

1	减少疲劳和压力
2	远离烟酒
3	不要长时间戴隐形眼镜
4	不要使眼睛过度疲劳，要及时缓解眼部疲劳
5	不要习惯性揉眼睛
6	改善睡眠环境，提高睡眠质量
7	擦防紫外线的防晒霜

记忆力减退

症状说明

记忆力减退就是记不住事，记不住事物或人的名字。回忆过去的事情困难或根本想不起来。

✔ 推测疾病（请在相符的项前画✓）

阿尔茨海默病

☐ 记不起最近的对话、约会、事件等。

☐ 记不起洗漱、关灯、卫生管理等生活中的小活动。

☐ 不能做简单的计算。

☐ 说话中途突然哑口无言。

☐ 记不起家人、朋友、亲戚等的名字。

☐ 对电话、电视等经常使用的工具操作困难。

☐ 日常生活中不能迅速做简单的决定。

疾病

阿尔茨海默病

 病例 65岁 申成子
总是忘记东西的名字

我从年轻时候开始记忆力就好，别人记不住的事儿、数字、饭店的名字我都能记住，但是最近两年回头就忘。打开冰箱门就想"我为什么要开冰箱门？"糖、盐、辣椒面之类的名字经常想不起来。我是患了阿尔茨海默病了吗？

什么叫阿尔茨海默病

阿尔茨海默病是最常见的退化性脑疾病，是渐进性发展的疾病。早期是对最近发生的事记忆力减退，渐渐地会伴有语言机能、判断力等很多认知能力异常，最终导致丧失日常生活的所有能力。

阿尔茨海默病的发病原因

阿尔茨海默病的发病原因尚不明确。一般认为是我们身体中淀粉性蛋白质过度生成侵害脑部，给脑部细胞带来不好的影响。

阿尔茨海默病患者中有40%受遗传因素影响，如直系亲属中有一人得此病，那么患阿尔茨海默病的危险就要比一般人高。65岁以上患阿尔茨海默病的概率会增加两倍。

阿尔茨海默病的治疗

目前为止还没有根治阿尔茨海默病的方法。现在主要是用药物缓解症状。代表性的治疗药物是乙酰胆碱酯酶抑制剂，这类药物能使阿尔茨海默病症状延缓6个月到2年，对早期和中期的患者有效果。NMDA（N-甲基-D-门冬氨酸）受体拮抗剂对中期以上阿尔茨海默病症患者使用。

药物治疗要和非药物治疗同时进行。非药物治疗法是扩大未损伤的认知领域，以补充损伤的认知领域的方法，包括记忆力训练、认知再活治疗、现实指南力训练等。

越早治疗效果越好，所以尽早治疗是非常重要的。

阿尔茨海默病的预防

为了预防阿尔茨海默病，养成健康的生活习惯是非常重要的。做好以下几点对预防阿尔茨海默病有帮助。

1	高血压、糖尿病、心脏病、高胆固醇等疾病一定要治疗
2	不要过度饮酒和吸烟
3	经常做自己喜欢的事或有持续的兴趣爱好
4	有健康的饮食习惯
5	避免环境或生活方式急剧变化带来的生活混乱
6	每周3次以上，每次30分钟以上的适当运动
7	避免滥用药物
8	避免头部受伤

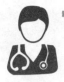

颈部肌肉痛

 症状说明

　　脖子是运动非常多的部位，并且这个部位还有很多种类的肌肉。肌肉不仅有支撑头部运动的作用，还有维持姿势的作用。颈部肌肉发生的肌筋膜炎就是因肌肉紧绷引起颈部疼痛的主要原因。

✔ **推测疾病（请在相符的项前画√）**..

纤维肌痛综合征

□ 肩膀、颈部、腰部疼痛。

□ 按压疼痛部位，疼痛感加剧。

□ 休息的时候持续疼痛。

□ 沿着疼痛部位会摸到条索状物。

□ 出现耳鸣、眩晕等神经异常。

□ 伴随忧郁症、睡眠障碍、食欲减退。

纤维肌痛综合征

病例 *32岁 李秀敏*
职业病，颈部疼痛

我是名职场女性，上班用电脑，上下班路上喜欢玩手机游戏，总之无时无刻不在折磨着自己的脖子。电脑、手机使用时间短的话没事，但是几天前脖子开始疼了，脖子还能不能好了？

什么叫纤维肌痛综合征

纤维肌痛综合征是筋膜或肌肉有诱发疼痛的痛点，是肌肉上有痛症或与其有关联的地方有很多症状的疾病。纤维肌痛综合征在经常使用，持续过劳紧张的部位常发生。主要是后颈部、肩膀、腰等部位常发生。

纤维肌痛综合征的发病原因

纤维肌痛综合征是长时间保持给身体造成负担的姿势，结果导致肌肉疼痛和感觉异常的疾病。平时容易有压力的工作、脊柱侧弯症或不正确姿势导致的身体疲劳，都会引起颈、肩、腰等部位的肌肉疼痛。

主要是电脑工程师、项目工程师、搬运工、焊接工等需要长时间以不自然姿势工作的人群和反复做强度大的运动的人群易得此病。

纤维肌痛综合征的治疗

为了治疗纤维肌痛综合征要用注射刺激诱发筋膜痛的药，使缩紧的肌肉块舒展。根据患者的症状要治疗10~15次。物理治疗和按摩治疗并行会有更好的效果。

纤维肌痛综合征的预防

为了预防纤维肌痛综合征平时要经常运动身体，不要让肌肉疲劳。

1	保持正确的姿势
2	每隔一个小时运动10分钟缓解肌肉压力
3	减少压力
4	不要做高强度的反复运动

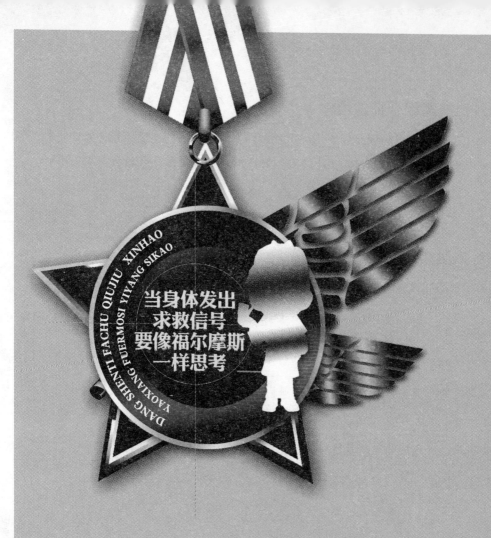

当身体发出
求救信号
要像福尔摩斯
一样思考

DANG SHENTI FACHU QIUJIU XINHAO
YAOXIANG FUERMOSI YIYANG SIKAO

第三章 上身

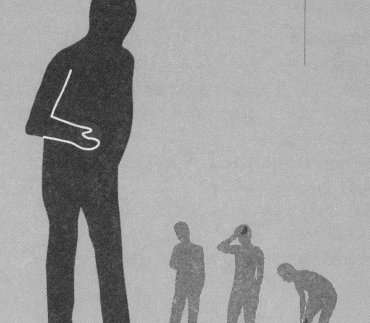

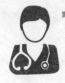

胸 痛

症状说明

　　胸痛指的是胸前及胸后产生的所有的疼痛症状。胸痛的原因从肌肉紧张、消化不良等轻微疾病到心脏疾病等。主要原因分为心脏疾病和非心脏疾病两种。胸中央或左上部感觉到从未有过的疼痛或呼吸急促、头晕就有可能是心脏疾病，一定要马上去医院治疗。

✔ 推测疾病（请在相符的项前画√）······································

纤维肌痛综合征

□ 除骨头、软骨之外，肌肉、关节、韧带等全身的柔软部位均有疼痛症状。

□ 受身体活动量、压力的有无、天气和湿度变化的影响，症状会更加严重。

□ 感觉酸疼、沉重，严重时肌肉深处有火烧的感觉，有肌肉痉挛的经历。

□ 疼痛会向其他地方转移。

□ 睡眠障碍，起床后疲劳感增强。

□ 眼睛干燥，近处物体很难看清。

□ 眩晕，身体突然失衡。

□ 心跳过速，气喘。

□ 慢性疼痛、疲劳感持续，会感觉忧郁、不安。

反流性食管炎

□ 胃持续火辣辣的疼。

□ 胸和脖子非常疼痛。

□ 总恶心、打嗝。

□ 嗓子总有异物感。

□ 声音沙哑。

□ 吞咽食物不便。

□ 感觉肚子里充满气体，腹部有饱胀感。

□ 躺下的话会咳嗽。

心绞痛

□ 上台阶或运动的时候胸痛。

□ 提重物时胸痛。

□ 天冷出去的时候胸痛。

□ 兴奋的时候胸痛。

□ 疼痛症状持续5~10分钟。

□ 安静之后痛症消失。

*病情严重时安静下来的时候症状也会出现，疼痛持续时间变长。这种情况患心肌梗死的概率非常高，要马上去医院。

疾病①

纤维肌痛综合征

 病例 38岁 车明植
因为胸疼不能工作

　　我是30多岁的男性，从事和电脑有关的工作。有一天右肩胛骨附近好像起了个球似的包并开始疼痛。刚开始以为只是单纯的肌肉紧张，过一段时间就会好的，就没管它。但是时间久了，不但没好反而越来越严重了，连脖子右边都疼了。脖子慢慢变硬，现在左肩胛骨也感觉疼痛。两边肩胛骨中间也疼，胸也疼。

　　上网一查感觉好像是纤维肌痛综合征。得了这个病的话很多地方会疼。得怎么治疗啊？

什么叫纤维肌痛综合征

纤维肌痛综合征是肌肉、关节、韧带等组织出现疼痛的疾病。纤维肌痛综合征是引发颈、肩部疼痛的最常见的原因。伴随着疼痛会出现各种自主神经障碍症状。患者经常叙述的表现是"后脖子酸痛，枕部疼痛"。全身的肌肉也会发生疼痛症状，特别是颈、肩、上臂、大腿等部位经常发生。

纤维肌痛综合征的发病原因

纤维肌痛综合征的发病原因主要是平时姿势的不正确，全身肌肉功能不协调导致的。肌肉受到压力或过度紧张时，包围肌肉的筋膜就会出现痛症。肌肉持续收缩的话，以肌肉为中心的代谢产物就会增加积蓄。积蓄物压迫周围血管，血流减少就会损伤组织，肌肉细胞内的钙浓度调节就会发生异常，引起纤维肌痛综合征。

纤维肌痛综合征的治疗

疼痛不严重的话用按摩、温热疗法，再加上充分休息就可以缓解疼痛。疼痛严重的话要进行专门的治疗和物理治疗。如果转化成慢性疼痛的话，就要通过矫正体型和运动疗法改善全身肌肉功能不协调的状态。

纤维肌痛综合征不治疗的话会得颈椎间盘突出、肩周炎、腱鞘炎等疾病，特别是腕管综合征持续的话，手麻痹需要做手术，所以最好进行早期的姿势矫正。

纤维肌痛综合征的预防

纤维肌痛综合征是肌肉疼痛。所以不要长时间保持相同的姿势。以免给肌肉造成疲劳。

1	使用电脑的时候放在键盘上的手臂与地面保持水平，降低键盘的高度
2	椅子有扶手的话要经常使用
3	一有时间就放松肩部肌肉
4	充分休息，减少压力
5	酒精和咖啡因会引起睡眠障碍，尽量避免饮用
6	思想积极，想开心的事，总是保持微笑

疾病②

反流性食管炎

 病例 **53岁 刘根涉**
胸非常疼，睡觉能疼醒

白天总是心口疼、打嗝、胸闷，胃里不舒服还疼，和消化不良的症状差不多。吃了很多助消化药，但是胃不舒服的现象仍然持续。有一天晚上胸被揪住似的疼。好像不是单纯的胃不舒服，这到底是什么病啊？

什么叫反流性食管炎

反流性食管炎是胃液逆流入食管引起黏膜溃疡和出血的疾病。食管是食物由口入胃的通道。食管里有阻止进入到胃里的食物再返上来的食管下括约肌。括约肌不能维持正常功能时，胃液就会涌入食管。

胃液刺激食管黏膜引发炎症，严重时就会引发溃疡和出血。

反流性食管炎的发病原因

引起反流性食管炎的最重要的原因是生活压力。压力是引发反流性食管炎，并且治愈后仍会再次复发的重要原因。不正确的饮食习惯也对发病有影响。刺激的食物、油多的食物、方便面、夜宵、过食、咖啡因饮料、碳酸饮料、饮酒、吸烟等习惯都是使反流性食管炎症状恶化的因素。肥胖、怀孕、腹水等引起胃压高时也会引发反流性食管炎。

反流性食管炎的治疗

反流性食管炎用胃酸分泌抑制剂进行治疗。没有并发症的时候可以用非药物疗法进行治疗。

反流性食管炎的预防

改变引发反流性食管炎的饮食生活，减少生活压力。

1	不吃刺激性的食物、油多的食物、方便面等食物
2	避免吸烟及使用肌肉松弛剂等药物
3	坐姿正确，饭后不要马上躺卧

疾病③

心绞痛

病例 **56岁 崔美顺**
请救救揪住胸口不放的丈夫

丈夫因为家里的事精神受过刺激，胸里火辣辣的疼，同时左胳膊到手指尖酸麻。只要情绪激动的时候就会有症状，严重的时候经常犯，把烦心事忘了的话症状就会消失，是因为刺激吗？还是因为病啊？

什么叫心绞痛

心绞痛是胸部有被压按似的疼痛感，疼痛感从胸部中央蔓延到颈、胳膊、下颌。心脏部位、胸骨后有被揪住似的痛症。

心脏是供给全身血液的器官，心脏和其他器官一样也要被供给血液。但是由于某种原因导致心脏血液供给减少的话，心脏就会出现疼痛。

心绞痛的原因

很多心绞痛患者都有给心肌供血的冠状动脉狭窄的疾病。动脉狭窄的原因大部分是因为动脉内壁有脂肪附着物，导致动脉硬化。动脉硬化的主要原因是受体重、血脂、压力、过度的活性氧等影响。

除此之外，心脏瓣膜损伤导致流向心肌的血流减少也能导致心绞痛。少数因贫血、血液氧气输送能力降低，往心脏输送的氧气减少也能诱发心绞痛。

患上心绞痛后剧烈的运动、兴奋、过食的情况下都可能发作。心绞痛持续时间长的话可能导致心肌梗死或猝死。40岁以前发作过或家族中有因心脏病死亡的病例的话一定要注意。

心绞痛的治疗

根据症状不同，治疗方法也不相同。一般为了减轻突发的疼痛和减少发作的次数，服用药物进行治疗。急性心绞痛发作时使用扩张冠状动脉的速效性硝酸盐制剂。

速效硝酸盐制剂在喷雾或水溶性药剂状态下使用。持续性硝酸盐制剂为了阻止发作要规律服药。也可以使用使心脏氧气需求量减少的药物（β受体阻断剂）每天服用少量的阿司匹林能够减少血液在动脉里形成血栓。

心绞痛的预防

要预防心绞痛平时就要注意控制疾病，改变不正确的生活习惯。

1	注意控制高血压和糖尿病
2	养成少食、素食、少吃盐的饮食习惯
3	每周有3天以上做运动，每次30分钟以上，运动前做3分钟准备活动
4	平时禁烟、保持体重，注意不要有心理压力

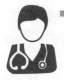

腹 痛

症状说明

消化系统出现问题时常会出现腹痛的症状。一般来说根据疼痛的位置不同就会得出不同的诊断，所以一定要明确腹痛的部位。急性腹痛一般不需要外科治疗，但是反复出现的慢性腹痛可能是消化器官发出的警告信号，所以一定要注意观察。

✔ 推测疾病（请在相符的项前画√）.......................................

慢性胰腺炎

☐ 肚子或背部严重疼痛。

☐ 经常腹泻。

☐ 平时吃很多东西，但是体重还是下降。

☐ 嗓子突然很干，经常想小便，有糖尿病的症状。

肠套叠

☐ 健康的孩子突然严重腹痛。

☐ 恶心，呕吐。

☐ 1~2分钟发作，之后5~15分钟症状减退，然后又反复发作。

☐ 会有草莓酱或红色果冻似的大便。

胆石病

☐ 以肚脐为中心，右上侧腹部异常疼痛。

☐ 疼痛持续时间长，一天几次，或者一年几次。

□ 除腹痛以外，伴随呕吐、恶寒、发热、出冷汗等症状。这种情况有可能是胆囊炎，需要马上手术。

胃炎

□ 心口突然疼痛。

□ 恶心，呕吐。

□ 经常感觉消化不良、腹胀。

溃疡性结肠炎

□ 便血。

□ 大便忍耐困难，急切地想排泄出来。

□ 排便后也不感觉轻松，有沉重的感觉。

□ 经常腹泻。

□ 便里有白色像鼻涕之类的东西。

□ 肚子疼。

□ 肛门疼。

□ 体重减轻。

疾病①

慢性胰腺炎

 病例 **47岁 朴峰涉**
胃火辣辣的肚子坠坠的疼

我在汽车公司做了15年销售，因为是销售人员，所以经常会有饭局。经常喝酒，因为怕伤肝，吃了很多护肝的药，定期做身体检查，去年做身体检查没发现什么异常。我原来喝酒一喝多，第二天胃就难受，会吃一些制酸剂，吃了制酸剂后胃就好受多了。但是最近没喝酒胃也难受，并且腹痛的厉害。吃了制酸剂也没什么效果。昨天和客户吃饭喝多了，今天早晨腹疼疼醒了。吃了索米痛片（去痛片）肚子才不疼了。现在有点担心，我的身体是不是出了什么问题？

什么叫慢性胰腺炎

胰腺又叫胰脏，在胃的上边，是分泌消化酶和激素的脏器。慢性胰腺炎是指胰腺功能异常及胰腺出现的所有炎症。美国有慢性胰腺炎患者10年存活率70%，20年存活率45%的报道，日本也有类似的报道，所以慢性胰腺炎是死亡率较高的疾病。

慢性胰腺炎发病原因

引起慢性胰腺炎发病的最常见的原因是饮酒。5年以上每天饮酒150毫升以上的人患胰腺炎的概率会大大提高。据调查，过度饮酒的人群中3%患有慢性胰腺炎。遗传差异、高蛋白为主的饮食习惯、吸烟等也是引发慢性胰腺炎的因素。

慢性胰腺炎和糖尿病的关系密切，胰腺是分泌消化酶的器官，特别是有生产胰岛素的重要作用。患上慢性胰腺炎后胰腺的功能下降，胰岛素分泌量减少，容易患糖尿病。据调查慢性胰腺炎患者中80%有糖尿病。

慢性胰腺炎的治疗

治疗慢性胰腺炎要缓解疼痛，治疗消化不良与饮食疗法同时进行。疼痛严重时也可以进行手术治疗。特别是因狭窄发生疼痛时，要进行摘除手术。狭窄大部分是1个以上的地方发生，所以手术可以使狭窄的地方变宽。

如果是胰管阻塞或扩张，就要通过给胰管减少压力来缓解疼痛。

慢性胰腺炎的预防

慢性胰腺炎没有特别的预防方法。注意避免过度饮酒和吸烟，不要过量食用高蛋白和高脂肪的食物是唯一的方法，特别是绝对不要吸烟或饮酒。慢性胰腺炎患者继续喝酒的话死亡率会明显提高，再加上吸烟死亡率会更高。食谱的构成应该是适量的脂肪（40%）、蛋白质（20%）、碳水化合物（40%）。

肠套叠

 病例 产后10个月 姜韩熙
孩子抓着肚子哭

我现在是10个月男孩的妈妈。几天前，孩子玩着玩着突然抓着肚子哭，还腹泻，非常担心。上网一查说是吃辅食就会出现这样的症状，因为最近的辅食中加了肉，所以以为没什么大问题。

但是昨天晚上吃辅食后又抓着肚子哭。非常害怕就送医院了，医生说是肠套叠。几天前要是带孩子来医院的话孩子就不会那么难受了。我觉得做妈妈的太对不起孩子了。我对这个病名比较生疏，医院也没说更多，我不知道该做些什么，我想仔细了解一下肠套叠。

什么叫肠套叠

肠套叠是指肠的一部分卷到肠的里面。小肠末端和阑尾间的肠套叠最常见，小肠和小肠、大肠和大肠之间也会发生。一般5~12个月的幼儿最常发病，诊断延误的话会发展成为肠梗阻、肠坏死、腹膜炎，甚至是威胁生命，所以一定要及时去医院进行治疗。

肠套叠的发病原因

肠套叠发病有90%以上没有特别的原因。少数知道发病原因的也是从年龄大的患者那里发现原因的。

肠套叠的治疗

肠套叠早期发现、早期治疗效果最好。如果不动手术的话用空气或造影剂灌肠复位90%能治愈。复发率是10%，反复发作的情况更少。所以肠套叠早发现、早治疗是非常重要的。

少数情况需要手术治疗。非手术疗法失败的时候，发生肠穿孔或肠坏死等并发症的时候，腹痛严重，不能实行非手术疗法的时候就要通过手术进行治疗。

 肠套叠的预防

肠套叠没有特别的预防方法。最好是早期发现、早期治疗。

疾病③

胆囊结石

 病例 **52岁 李明子**
持续消化不良，最近腹痛难忍

我是50岁的家庭主妇。我从学生时代开始食欲就很好，从没有过消化不良的时候。但是一两个月前开始积食，喝了对消化好的梅子茶也没什么用。一周前肚子上边疼痛难忍，简直无法用语言形容，疼得一个人在卧室里打滚。我想着不行是不是得去医院啊。过一会疼痛减轻了，就觉得没什么事了。3天前肚子又疼了一次，和第一次疼痛的症状一样，所以非常害怕。我是不是得了什么大病了得去医院啊。我的身体是不是出现什么问题了？

什么叫胆囊结石

胆囊具有浓缩、储藏和排出胆汁的作用。胆汁内的胆固醇数值增加，胆固醇就会在胆囊内堆积变硬。这个时候产生的物质就是胆结石。胆结石在胆囊内移动阻塞的话就会引起疼痛和炎症，这就叫做胆囊结石。

胆囊结石的发病原因

西式的饮食习惯、胆固醇摄取增加引起的肥胖、平均睡眠延长都是导致胆囊结石增加的原因。根据资料显示，韩国患此病的人5年间增加了30%。我国胆囊结石的发病率也有上升趋势。专家称患此病的人数未来还将增加。

胆囊结石的治疗

胆囊结石一般用腹腔镜做腹腔镜胆囊切除术就可以治愈。目前为止，研究结果显示，直径1厘米以上的息肉胆囊结石用手术治疗。患者年龄在50岁以上，有胆囊结石，息肉在1厘米以下也要考虑做手术。如果慢性胆囊息肉不治疗发展成活动性胆囊炎的话就要做开腹手术。

胆囊结石的预防

胆囊结石的主要危险因素是肥胖。平时要控制好体重，定期做检查及早发现恶性胆囊息肉。

1	胆囊结石急性发作的话要禁食或减少饮食
2	平时吃低脂肪食物，特别是不要摄取过多的动物性脂肪
3	调节体重
4	晚饭不要吃得过多
5	不要饮酒、喝咖啡、吃炸面包圈、蛋糕等食物
6	均衡摄取谷物、蔬菜、水果，防止维生素等营养素缺乏

疾病④

胃 炎

病例 **38岁 林志勋**
胃胀，想要通开

我是30多岁的公司白领。胃总是感觉胀胀的，心口疼。吃饭适量，或者没吃什么东西消化也不好。总吃消化药，药吃多了就恶心，所以一直调整药量。公司聚会一次胃就难受一次，因为肚子疼晚上觉都睡不好。我就这样不去医院能行吗？

什么叫胃炎

胃炎指的是胃部黏膜出现炎症的状态。根据情况，没有炎症反应，也能引起胃黏膜损伤。做内视镜时发现胃黏膜变红、水肿。放射科做胃肠管造影观测到胃黏膜不规则变化时就可以诊断为胃炎。

胃炎的发病原因

一般吃东西多或吃得急，或者吃特定的食物（特别辣的食物）时，容易得胃炎。

幽门螺旋杆菌感染、镇痛剂、消炎药、阿司匹林等药物都可能引发胃炎。严重的精神压力、吸烟、饮酒等也可以引发胃炎。

胃炎可以分为急性胃炎和慢性胃炎两种。急性胃炎是第一次幽门螺旋杆菌感染时或细菌、病毒、寄生虫、真菌等感染时发生。慢性胃炎是在很多炎症持续作用下发生，这时候的炎症细胞种类和急性胃炎不同。慢性胃炎发病的主要原因是幽门螺旋杆菌感染，药物、吸烟、饮酒、不规律的饮食习惯、胆汁逆流、胃切除手术后遗症等原因引起的。

●慢性胃炎不治的话会变成胃癌吗

胃炎不治变成胃癌的情况非常少，所以有慢性胃炎也不用担心会转化成胃癌。只是有慢性胃炎、幽门螺旋杆菌感染严重时胃癌的发病率会变高。禁烟、规律饮食、适当运动等维持健康的生活习惯，每年做内镜检查预防就不用太担心。

胃炎的治疗

胃炎的治疗一般首先根据患者所描述的症状对症治疗。

经常吃抑酸或抗酸药、促胃动力药、胃黏膜保护药等药物。与正常人相比，慢性胃炎患者虽然没有胃酸分泌过多的症状，但是降低胃酸的药物是最常用的处方药。

胃炎的预防

胃炎和生活及饮食习惯密切相关。注意以下几点对预防胃炎有帮助：

1	不吸烟、饮酒
2	不滥用镇痛消炎药
3	避免吃刺激性的食物

*为了阻止高血压或糖尿病并发症，吃阿司匹林引发胃炎的话可以和医生商议换药。

疾病⑤

溃疡性结肠炎

 病例 45岁 千成泰
因高热浑身发冷，大便带血

我是开出租的千成泰。因为长时间开车，饭也不能按时吃，上厕所也不方便。所以很久以前就便秘，隔很久才便一次，一周有时就便一次，大便的时候常常困难。最近又常常腹泻，以为是食物中毒，吃药也没什么效果。有过一两次便中带血的症状。最近一个月持续便黑便，肚子一直疼，也没感冒，但身体一直发热、恶寒，我得了什么病了。

什么叫溃疡性结肠炎

溃疡性结肠炎是直肠和结肠有炎症或溃疡的慢性自发性疾病。从肛门和附近的直肠开始渐渐向里扩展。炎症或溃疡不会扩散，但会连接到一起。

溃疡性结肠炎的发病原因

溃疡性结肠炎的发病原因尚不明确。环境因素、遗传因素及我们身体对肠内正常存在的细菌的过度的免疫反应等都是发病的要因。最近受西式化的生活习惯的影响，炎症性肠疾患的发病频率有明显升高的趋势。

溃疡性结肠炎的治疗

还没有完全治愈溃疡性结肠炎的方法。但是根据发病的原因已经研究出很多有效果的治疗方法。一般用抗炎药、激素等药物进行治疗。有的时候也用手术治疗，但是手术后遗症严重，所以尽可能选择药物治疗。

溃疡性结肠炎的预防

患上溃疡性结肠炎时要充分补充营养，均衡饮食。使症状恶化的食物有豆、蔬菜、腌制蔬菜、橘子、柠檬、果汁，以及酸、辣、咸的食物，油多的食物、人造奶油、糖、含咖啡因的饮料、牛奶等。养成记录饮食日志的习惯，了解食物与症状之间的关系。

后背、肋部疼痛

 症状说明

后背、肋部感觉像针扎似的疼。如果不是因外伤导致的单纯的疼痛就要考虑是不是得了疾病。

✔ 推测疾病（请在相符的项前画√） ································

肾结石

☐ 后背、肋部持续疼痛20～60分钟。

☐ 小便带血。

☐ 小便有味，且浑浊。

☐ 尿频。

☐ 有小便马上就想便出来，忍小便困难。

☐ 尿痛。

☐ 恶心，呕吐。

☐ 反复发热、恶寒。

疾病

肾结石

病例 30岁 玄周植
小便时肋部疼痛

小便时偶尔会疼痛，因为没有太明显的不舒服就没去医院。但是几个月以前，偶尔小便会出血。我就开始担心是不是得了什么病了。最近每次小便肋部都会疼痛，有的时候感觉疼得厉害。我是不是得了什么大病了。

什么叫肾结石

肾结石是小便里有物质形成的结晶，像肾脏里的石头，会出现很多症状和并发症。结石在肾脏里形成，小的时候通过小便可以排出体外。但是如果大的话，在移动的途中，肾脏、输尿管、膀胱、尿道之类的泌尿系统就会出现问题。

肾结石的发病原因

通过小便排出的钙、磷等物质，如果不能正常排出，结成块的话就会导致肾结石。特别是夏天，因为排汗，小便浓缩，容易形成结石。1~2个月结石变大，8~10个月症状就会出现。尿路结石每10名患者中就有4名在夏天发病。按照年龄分，40岁以上发病最多。按照性别分，男性是女性的2倍。

肾结石的治疗

不到0.5毫米的小肾结石通过小便可以排出，所以除了缓解疼痛以外不需要别的治疗方法。大的结石用超声波进行粉碎排除或用内视镜、尿管镜进行治疗。也可以按照结石的种类，用药物融化后，通过小便排除。

肾结石的预防

为了预防肾结石，首先要增加水分的摄取。养成平时多喝水的习惯。尽量少摄取动物性蛋白质、糖、脂肪、水产品、盐分等。增加钙的摄取对预防肾结石也有帮助。如果得了肾结石的话就要少摄取维生素C。

腰　痛

症状说明

腰疼是脊椎骨、椎间盘、关节、韧带、神经、血管等功能异常，相互调节困难引发的腰部疼痛。腰疼大部分只是腰部有疼痛症状，但是也有患者有下肢疼痛或下肢肌力弱化、感觉障碍的症状。

✔ **推测疾病（请在相符的项前画√）** ....

脊椎管狭窄

☐ 腰疼，腿酸麻、疼痛。

☐ 臀部或肛门部位感觉针扎样疼痛。

☐ 在凉的地方，腿的感觉变迟钝，肌力低下的
　症状严重。环境变暖后症状消失。

☐ 站久了或走时间长了从腿到腰感觉疼痛、
　酸麻，弯腰后或坐下后症状缓解。

脊椎管狭窄

病例 46岁 姜智熏
没受过伤，但是腰疼得厉害

我每天晚上都做运动但是不久前腰开始疼，走路的时候费劲。休息一下就没事，一走又疼。腰疼，腿也麻，晚上睡眠也不好。最近走路姿势也慢慢变得奇怪。担心会得脑卒中，进行了治疗也没效果。到底是怎么回事呢？

什么叫脊椎管狭窄

脊椎管狭窄是由于某种原因使脊椎中央的椎管变窄，诱发腰部疼痛或引发腿部许多复杂的神经症状的疾病。因往腿部走的神经被压迫所以腿感觉疼痛，麻木。颈部脊椎管变窄叫颈椎椎管狭窄，腰的脊椎管变窄叫腰椎椎管狭窄。

因脊椎管狭窄导致脊髓损伤的话就会出现腿的轻微运动麻痹、反射亢进、巴宾斯基征。感觉障碍会出现痛觉障碍、运动感觉障碍、位置震动感觉障碍。因神经性膀胱疾病会引起排尿障碍。

脊椎管狭窄的发病原因

脊椎管狭窄大部分是因老化导致的获得性疾病，40到70岁常发病。脊椎管变窄妨碍神经根的代谢，压迫神经根引起疼痛。有少数病例是从出生开始脊椎管就狭窄的先天性脊椎管狭窄。

脊椎管狭窄的治疗

一般首先实行保守治疗。首先安定身心、限制运动，然后服用消炎镇痛剂和肌肉松弛剂等药物。还可以进行物理的辅助治疗，或者用热治疗、超短波治疗、按摩、牵引等方法进行治疗。通过这些方法症状缓解的话就实行运动疗法。但是保守治疗没有好转或症状恶化的话就要进行手术。

脊椎管狭窄的预防

脊椎管狭窄是退化性疾病，所以平时注意生活中养成正确的习惯。

1	避免提重物等给脊椎造成过大的压力
2	坐或站的时候保持正确的姿势
3	过度肥胖会给脊柱造成压力，所以要适当运动保持合适体重

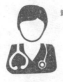

消化不良

症状说明

　　消化不良是指胃和肠消化功能出现异常的症状。一般由不规律的饮食习惯、过饱、吃饭过快等原因引起，偶尔也因压力大而发病。饭后胃里感觉有气体是消化不良常有的症状。如果症状反复或伴有其他症状的话，就要怀疑是不是得了其他疾病。

✔ 推测疾病（请在相符的项前画√） ·····································

胃食管反流病

☐ 胃部灼热。

☐ 胸疼。

☐ 喉头部有异物感，吐不出来，干咳。

☐ 晚上或躺下的时候更严重。

☐ 吃东西、说话的时候疼痛更严重。

☐ 声带受刺激的话咳嗽或嗓子哑，症状早晨出现，下午消失。

胃食管反流病

 病例 **52岁 李敬爱**
睡觉的时候非常疼，晚上很害怕

消化总是不好，胃里也火辣辣的，去医院做内视镜说是食管炎症。睡觉的时候疼得厉害，觉也睡不好。苦的胃液反上来又咽下去，嗓子眼都疼。有的时候忘了，晚上喝咖啡之类的东西后特别的疼。为什么会有这样的症状呢？

什么叫胃食管反流病

胃食管反流病是指胃酸逆流到食管，刺激食管黏膜导致胸里边像火烧似的疼痛。胃和食管之间有阻止胃里的东西反向食管的括约肌。有了这个括约肌的作用，食物就不会反流到食管里，但是偶尔也会有胃里的东西反流到食管里的情况。

肠管被堵或胃肠有病时，在晕车或妊娠反应时胃里的东西就会逆流发生呕吐。呕吐多次反复就会导致食管黏膜损伤，这就叫做胃食管反流。胃食管反流病不治的话就会诱发哮喘、喉头炎、食管癌等疾病。

胃食管反流病的发生原因

引起胃食管反流病的饮食生活因素有烟、酒、油多的食物、咖啡、碳酸饮料、薄荷、巧克力等。除此之外，刺激食管黏膜的辣的食物、有酸味的果汁、香辛料等也是引起发病的食物。还有吃夜宵、食后就躺下的习惯、过食等生活习惯都是导致发病的要因。

胃食管反流病的治疗

胃食管反流病是由于胃食管功能异常而发病，没有能够从根本上进行治疗的药物。现在只能实行抑制胃酸分泌，防止大量胃酸逆流到食管的方法进行治疗。根据症状或炎症的程度进行1~3个月的早期治疗，之后为了防止复发还要保持长期的治疗。

胃食管反流病的预防

最重要的预防方法是调节饮食习惯。尽量避免烟、酒、油多的食物、咖啡、碳酸饮料、薄荷、巧克力、酸味果汁、香辛料等。

最好避免吃夜宵、食后躺卧、过食等不良习惯，胃食管反流病症状好转后，为了阻止复发要养成正确的饮食习惯。

腹部胀满

症状说明

　　腹部胀满是常见现象，但是也有可能是腹部疾病或其他疾病的早期症状。腹部胀满主要描述的是腹部有充满气体的感觉或不舒服的感觉。实际上不是腹部充满气体而是因为消化不好、不舒服、感觉像胀满似的。如果是一时出现症状，那么过一会症状会自然消失。大部分是胃肠功能上的问题。腹部一部分胀满或一侧有部位疼痛的话可能是因为腹腔内部相关脏器肥大、炎症、癌等原因引起的。

✔ 推测疾病（请在相符的项前画√）..

脾大

☐ 感觉左边肋骨下边疼痛。

☐ 经常打嗝，记忆力减退。

☐ 严重失眠。

☐ 感觉疲劳。

☐ 消化系统功能低下。

肠易激综合征

☐ 腹痛、腹泻、便秘反复发生。

☐ 频繁排便。

☐ 出现有气体伴随的腹部胀满。

☐ 排便时费力。

☐ 大便后还有没便尽的感觉。

脾　大

病例 **35岁 崔美惠**
肚子鼓囊囊的，老打饱嗝

　　最近摸左边上腹有点疼，肚子充满气体，老打嗝。医院说脾脏变大，肝功能没什么问题。现在用手摸能感觉脾脏变大。我老是担心，要不要去大医院再看看啊？

什么叫脾大

　　脾大是指脾脏比标准的大小要大的症状。脾脏是位于肚子左边的器官，它的主要作用是筛选血液内的微生物和抗原等，产生与侵入身体内部的病菌做斗争的许多免疫要素，排出老化的红细胞。脾大主要在肝或心脏不好，或者有感染性疾病时发病。

脾大的发病原因

　　脾大的发病原因有很多，睡眠不足、过劳、神经衰弱等原因可以引发脾大。肝硬化、肝静脉阻塞等肝疾病，使流向肝或脾的血流产生问题，也会引起脾大。摄入糖分多的食物或感染传染病也是发病原因。除此之外，各种感染、免疫疾病、白血病之类的骨髓疾病也会导致脾大。

脾大的治疗

　　治疗脾大首先要分析引起脾大的根本疾病再进行治疗。把引起脾大的疾病治愈，脾大会自然好转。如果发现脾脏破裂、肿瘤、囊肿、血管异常就要摘除脾脏。脾脏摘除的话人体的免疫力会急剧下降，要服用免疫增进剂，充分补充营养，避免过劳。

脾大的预防

要预防脾大就要避免肝疲劳。要改善饮酒、疲劳、压力过大的生活习惯。平时要注意让肝脏充分休息。

疾病②

肠易激综合征

病例 **32岁 具惠珍**
肚子疼，工作都做不了了

我从20多岁开始反复的腹痛、腹部胀满、腹泻，去卫生间的话疼痛多少能减轻，但是症状还是反复发作。因此职场生活也出现很多困难，特别是有重要的会议的时候，就想如果会议的途中突然腹痛该怎么办啊，因为这样强烈的压迫感，很多工作都不做了。应该是消化问题，去医院做了内视镜等各种检查都说没问题。说是肠易激综合征，但是我总觉得有其他疾病。我是不是得了什么怪病，怎么办啊？

什么叫肠易激综合征

肠易激综合征是做了大肠内视镜或其他检查也没发现什么特别的肠部疾病。肠易激综合征指的是出现腹痛、便秘、腹泻等症状的一种功能性肠道疾病。人口的10%以上有肠易激综合征。

肠易激综合征的发病原因

肠易激综合征的发病原因尚不明确。只是推测是由于压力等心理因素导致调节肠运动的自由神经的均衡被打破。有恐慌、焦虑、抑郁时，就会出现肠易激综合征的症状。

肠易激综合征的治疗

治疗肠易激综合征最重要的是保持心态平稳。养成早晨吃饭之后规律排便的习惯。散步或做体操等适当的运动也对缓解症状有帮助。纤维素对促进肠运动和排便有作用，所以充分摄取富含纤维的食物。每天要摄取2升以上水分。腹痛严重时要服用抑制肠运动的抗痉挛剂，腹泻严重时要用止泻药。

症状转换成慢性，并伴有严重的功能障碍、抑郁症时，内科治疗和精神科治疗要同时进行。肠易激综合征的发病原因有感染、遗传等生物学因素，同时也和大量的心理、社会因素有关。特别是压力、不安使自主神经系统兴奋，会使过敏症状恶化。所以2000年以后发表的肠易激综合征的治疗方针里，无一例外的建议咨询神经科，进行神经科的药物治疗。

肠易激综合征的预防

为了预防肠易激综合征，平时生活中要减少压力。患者自己要了解引起压力的原因是什么。要适当的运动和休息。

胃痉挛

症状说明

胃痉挛是指由于诸多原因导致胃肠运动非正常的活性化引起过度收缩，导致心口部位极度疼痛的症状。压迫神经、过劳、消化不良都可以引起胃痉挛。一般是胆石病、胰腺炎、胃溃疡、十二指肠溃疡、蛔虫症、急性胃炎、心绞痛、子宫痉挛、肠梗阻、阑尾炎这些疾病的伴随性症状。因此胃痉挛很多情况下，其原始病灶都不在胃部。

✔ 推测疾病（请在相符的项前画√）...

胆石病

□ 疼痛，高热。

□ 疼痛在心口附近或肚子附近。

□ 多次反复发生，非常疼痛。

□ 一次发生会持续1~4个小时。

□ 有消化不良，上腹不快感。

□ 疼痛严重时右边肩胛骨下方或肩膀也感觉疼痛。

□ 疼痛突然开始，慢慢的或突然疼痛消失。

□ 出现恶心、呕吐、恶寒（伴有炎症性疾病时）、黄疸（胆总管胆结石发生时）症状。

子宫痉挛

□ 以胃痉挛为首的子宫痉挛，疼痛严重、发热。

□ 从腰到小腹，直到腿都疼。

□ 疼的时候走不了，不能动，感觉要死了似的。

···

疾病①

胆石病

 病例 **31岁 崔善英**
引起胃痉挛的原因是什么呢？

吃完晚饭30分钟之后早早的上床了。没睡着，前后翻身的时候心口就隐隐的疼。起床出了卧室疼痛感慢慢消失了。但是过了一会儿胸口发紧、胸骨刺痛、心口拧着似的疼。汗滴滴答答的流出来了，丈夫立即把我送医院了，一到医院又好了。检查了血液、尿液、X光都没有问题。但是感觉像要死了似的胃痉挛到底是什么原因呢？

什么是胆石病

胆石病是指肝生成的胆汁凝固得像石头一样硬，形成结石。胆石病包括胆囊和胆汁排出通路中形成的所有结石。血液里的胆固醇或色素比例变高时，在肝里这些比例也会变高，胆汁就会结块形成胆石病。

胆石病的形成原因

胆石病分为胆固醇结石和胆色素结石。胆固醇结石是胆汁成分中的胆固醇量增加或胆汁在胆囊内停留时间久时，胆囊的收缩运动变弱时产生的。肥胖、脂肪摄取过多的人、血液中胆固醇浓度高的人、突然体重减轻的人都容易得胆石病。

胆色素结石是胆汁的流速减慢或胆道感染细菌时发生，溶血性贫血、慢性肝病、胆道感染患者也容易得胆石病。

胆石病的治疗

疼痛发作时首先要保持安静，服用镇痛剂和对大肠菌或葡萄球菌有效果的抗生素。疼痛消失后采取措施使胆结石从十二指肠中流出来。严重的急性胆石病或胆囊穿孔，以及胆石病胆道持续阻塞引起黄疸时，要做外科手术。

胆石病的预防

预防胆石病最重要的是要保持良好的饮食习惯，养成定期运动、不挑食、均衡饮食的习惯。如果肥胖就要努力减肥，保持体重。做菜时要少放油，避免过量食用富含胆固醇或饱和脂肪酸的食物。除此之外，每天喝两三杯黑咖啡对预防胆石病也有帮助。

疾病②

子宫痉挛

病例 **28岁 权小晶**
胃疼，是生理痛吗？

我现在不是生理期，但是小腹和腰像要断了似的疼，腿也开始有麻痹之类的疼痛。原来生理疼的时候有这些症状，但是也没有疼到这个程度。这个是生理痛吗？还是其他疾病？

什么叫子宫痉挛

子宫痉挛发作时和生理痛症状差不多。但是在生理期之外的时间及剧烈运动后也会发生。

子宫痉挛的原因

主要原因是子宫内有恶性肿瘤、月经过多、子宫颈狭窄等。此外，子宫内安放避孕装置后，有时也会发生痉挛。

子宫痉挛的治疗

因为子宫痉挛，导致小腹或腰部疼痛时首先要保持安静。服用日常治疗生理痛的对乙酰氨基酚等非甾体类抗炎药，疼痛就会好转。但是非甾体类抗炎药能诱发胃肠障碍，所以不要空腹服用。

子宫痉挛的预防

为了预防子宫痉挛，要检查有没有子宫肿瘤、月经过多、子宫颈狭窄等症状，还要注意子宫内避孕装置使用是否有问题。偶尔疼痛可能是因为卵巢有肿块导致的子宫痉挛，所以一定要定期检查。

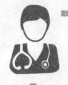

伤　食

 症状说明

　　伤食指的是突然之间消化不好，食物好像卡在脖子似的或肚子有胀满的感觉。饱食或吃有刺激性的食物后所有人都会出现这样的感觉。心口部位酸痛、憋闷或灼疼。偶尔出现打嗝、反酸、上腹部位灼疼、呕吐、腹泻、额头流冷汗、手脚变凉、没有力气、头痛。

　　但是伤食不是准确的医学用语，所以医学上也不用这样的话，医学上用消化不良这样的词。消化不良的症状大部分是一时出现的，所以不用治疗症状也会消失，偶尔会长期反复出现。

✔ **推测疾病（请在相符的项前画√）**..

急性胃肠炎

□ 下腹开始疼痛，严重腹泻。

□ 全身无力，特别是腰感觉没有力气。

□ 恶心、呕吐。

□ 高热、头晕。

□ 刚开始是稀的大便，慢慢变成水状的腹泻，带着黏黏的黏液，有的时候会有血。

★一般6～48小时间会出现上述高热、呕吐、腹泻、腹痛等症状。

胆囊炎

□ 右上腹非常疼痛。　　　　　　□ 肚子里有气的感觉。

□ 饭后疼痛发生。　　　　　　　□ 吃油多的食物时更加严重。

□ 严重时发热、恶寒。　　　　　□ 伴随恶心、呕吐。

□ 可能发生黄疸。

疾病①

急性胃肠炎

 病例 **37岁 张美惠**
吃了生鱼片以为要死了

好久不出去吃饭了，在朋友的送别会上，东西几乎都要吃完的时候感觉像伤食了似的，肚子沉沉的不一会就开始疼。去卫生间马上就腹泻了，到那时候为止还能忍受，但每隔5分钟去一次厕所，还吐了。脸白得像白纸一样，一点力气都没有，走路都费劲，结果去医院输液了。好像是吃生鱼片的问题，但是怎么能那么严重呢？

什么叫急性胃肠炎

急性胃肠炎是指吃了细菌感染的食物后出现高热、呕吐、腹泻、腹痛症状的疾病。

急性胃肠炎的发病原因

弧菌、沙门氏菌、葡萄球菌都能引发急性胃肠炎，感冒病毒也能引发胃肠炎。吃坏食物时容易发病，偶尔暴饮暴食也可以发病。天气太冷、太热的时候，身体不能适应气候的变化也可能引发胃肠炎。

急性胃肠炎的治疗

急性胃肠炎大部分可以自愈，只要通过饮食调节，使肠胃得到充分休息，供给水分，很容易就能治好。但是儿童如果因严重腹泻、呕吐，有脱水症状的话是非常危险的，所以要积极治疗，特别要补充水分。

在身体完全恢复前要避免进食牛奶、水果、果汁、肉类等食物。症状严重时要禁食，去医院进行注射治疗。

年龄大的人在远离医院场所发生胃肠炎时要特别注意。单纯的腹泻、呕吐也能让全身状态突然变糟，所以要补充水分、米汤等，并要及时入院治疗。

急性胃肠炎的预防

喜欢在外面吃饭或饱食的话就会增加患胃肠炎的机会。儿童或老弱者吃了类似的食物有可能就一个人患病，所以一定要注意个人卫生。

想要不得胃肠炎，平时就不要喝过多的酒或吃过多不常吃的海产品、肉类。特别是肠胃敏感者，在长时间旅行时最好在车里准备土豆、地瓜、离子饮料等干净简单的食物。一定要避免食用冰淇淋或不干净的冰块等。变质的食物就算可惜也最好马上处理掉。

疾病②

胆囊炎

病例 *29岁 杨胜必*
没吃什么东西为什么还感觉伤食呢？

没吃什么东西还持续好几天有伤食的感觉。心口部位和右上边肚子部位，到肋部感觉很胀、闷闷的、疼痛得厉害。像用刀剃似的严重的疼痛、恶心、发热。吃了助消化的药了还是没用。要去医院吗？

什么叫胆囊炎

胆囊炎是胆囊里因细菌感染产生炎症的疾病，分为慢性和急性两种。急性胆囊炎是因胆结石、手术、肿瘤等导致胆管入口狭窄，血流或肠内的细菌在胆汁内增加，胆囊发生炎症引起的。

胆囊炎的发病原因

胆囊炎有90%以上是因为胆结石发病。除此之外，也和外伤、先天性畸形、糖尿病、寄生虫等有关。胆管入口阻塞的话胆囊壁就会发生炎症，胆汁滞流，细菌就会二次感染引发炎症。引起胆囊炎发病的病菌中最常见的是大肠杆菌，除此之外，还有葡萄球菌和链球菌、肺炎杆菌。

胆囊炎的治疗

手术是最好的治疗方法。用抗生素消炎之后通过手术把有炎症的胆囊摘除，特别是胆囊有钙化的话可能会发生癌变，所以钙化胆囊必须切除。如果症状不严重，可以服用融化胆结石的药物，严重时必须通过手术摘除。

胆囊炎不治疗的话，2~7天就可能引发胆囊穿孔、胆囊脓肿、胆囊坏死等严重的并发症。并发症出现时死亡率是20%。

胆囊炎的预防

为了预防胆囊炎，养成规律均衡的饮食习惯非常重要。吃饭能促进胆汁的分泌，所以要养成定时、定量吃饭的饮食习惯。

手 颤

症状说明

手颤就是手抖。根据在哪种情况下产生，分为安静时手颤抖和活动时手颤抖。手向前伸，手指张开时，用勺、筷子吃菜、喝汤时有轻微的颤抖，这种情况就算没有神经性疾病也会发生，所以不用担心。

但是安静时颤抖，即手不动放在膝盖上时发生手颤时就要考虑是不是神经系统退化性疾病帕金森病。除此之外，先天性或后天性神经系统疾病、末梢神经疾病、小脑功能障碍、头部或手部的外伤后遗症、长时间服用神经类药物等很多原因都可以引起手颤。

✔ 推测疾病（请在相符的项前画√）·····································

帕金森病

☐ 休息状态时手也抖。 　　☐ 身体越来越僵硬，走路步伐变慢，经常摔跤。

☐ 眨眼的速度逐渐变慢。 　☐ 在椅子上坐着站起变得吃力。

☐ 写字字体变小。 　　　　☐ 有抑郁症。　　　　☐ 流口水。

甲状腺疾病

● 甲状腺激素过度分泌时

☐ 神经变敏感。 　　☐ 皮肤变得潮乎乎的。 　☐ 脉搏变快。

☐ 出很多汗。 　　　☐ 怕热。 　　　　　　　☐ 体重减轻。

●甲状腺激素分泌减少时

□ 神经变迟钝。　　　□ 皮肤粗糙。　　　□ 脉搏变慢。

□ 流汗少。　　　　　□ 怕冷。　　　　　□ 体重增加。

疾病①

帕金森病

 病例 **75岁 杨金子**
不动手也颤

　　血糖没下降，却有手抖的症状，刚开始觉得可能是年纪大了，没力气了，但是我觉得不是那么简单的事，所以整夜苦闷。我父亲去世前就手抖，走路步伐幅度也很小，当时说是帕金森病。我是不是也得了帕金森病啊？

什么是帕金森病

　　帕金森病是神经系统的慢性退化性疾病。脑的神经细胞慢慢被损伤导致发病。会出现颤抖、僵直、运动能力低下、姿势不协调的特征。据推断，60岁以上者有约1%患有帕金森病。

帕金森病的发病原因

　　帕金森病的发病原因到目前为止尚不明确。一般认为是遗传因素和环境因素相互作用引起的。大部分帕金森病患者家族史里没有此病例，但是有10%的患者受家族遗传。年龄越大，患帕金森病的概率越高。与城市居住者相比，农村居住者更容易发病。一般认为是接触农药或污染物等原因导致的。

🔹 帕金森病的治疗

帕金森病诊断困难，早期发现也困难，没有根本的治疗方法。所以治疗的目标是缓解症状，阻止病情发展。含有多巴胺的神经细胞被损坏是导致帕金森病发病的原因。服用通过体内代谢能够变成多巴胺的左旋多巴，临床实验证明对帕金森病有效果。治疗的方法一般是用多巴胺前驱物质——左旋多巴。

🔹 帕金森病的预防

为了预防帕金森病，要有规律的生活、不吸烟、不过度饮酒。均衡饮食、适当运动、心情愉悦都对身体有好处。平时做以下练习也有助于预防帕金森病。

1	在椅子上坐着的时候反复做腿部抬起落下的运动
2	练习大步幅走路
3	不要同时想太复杂的事，分几个阶段进行思考
4	培养多动手的兴趣爱好
5	侧身子靠墙，反复做用肩膀在墙上画圆的动作

疾病②

甲状腺疾病

病例 **47岁 李淑贤**
总是疲倦

我是专职家庭主妇，我发现我洗完碗、喝咖啡时手抖，手放在那不动或运动时都抖。最近抑郁、疲劳、手也抖，感觉活着都没意思了。吃东西也不长肉，喝补药也没用。我想可能是年纪大了，但是还是很担心。

🩺 什么是甲状腺疾病

甲状腺是产生调节我们身体新陈代谢速度的甲状腺激素的腺体。甲状腺激素过度分泌的话新陈代谢会变快，甲状腺激素分泌少的话新陈代谢会变慢。甲状腺激素分泌过多或过少会导致甲状腺功能减退、甲状腺功能亢进、甲状腺癌、甲状腺炎、甲状腺结节等多种疾病。

甲状腺疾病的发病原因和治疗

甲状腺疾病是免疫细胞攻击甲状腺而发生的疾病。是免疫细胞不攻击进入身体里的病毒或细菌，转而攻击我们身体的细胞的免疫错误。所以会和自我免疫系统疾病的风湿病、红斑狼疮、多发性硬化症、纤维肌肉痛等同时发生。

● 甲状腺功能减退症

甲状腺功能减退症是指分泌的甲状腺激素比正常身体需要量少的状态。甲状腺功能减退症患者中女性多于男性，年纪大的多于年纪轻的。很多情况早期无症状，病情严重之后症状显现出来。

一般做手术切除甲状腺或是接受放射性碘治疗，亦或颈部接受放射线治疗时，常得甲状腺功能减退症。如果不是导致甲状腺功能减退的话，最有可能的原因是甲状腺有炎症，导致甲状腺炎。

甲状腺功能减退症可以通过服用甲状腺激素进行治疗。如果不及时治疗，就会导致血压升高、血液里的胆固醇增加、动脉硬化、心脏功能障碍会加重，所以必须治疗。

● 甲状腺功能亢进症

甲状腺功能亢进症（甲亢）是指分泌的甲状腺激素比正常身体需要量多的状态。刺激甲状腺，源源不断地制造激素的Graves病（弥漫性病毒性甲状腺肿）是最常见的原因。除此之外，甲状腺结节、甲状腺炎等也可以导致甲亢。

甲状腺功能亢进症要考虑患者的年龄、病因、病情的严重程度等很多因素用药进行治疗，可以用放射碘、手术等疗法进行治疗

●甲状腺炎

甲状腺炎是指甲状腺发生炎症。自身免疫甲状腺炎是免疫功能出现异常，免疫系统分不清自身物质和外来物质，全部攻击破坏自身组织细胞的疾病。甲状腺炎有的时候没有任何症状，有的时候会出现甲状腺功能减退、甲状腺肿或出现结节。目前为止，对甲状腺炎还没有确切有效的治疗方法，出现甲状腺功能减退症或甲状腺肿的话，应用适合各自的治疗方法进行治疗。

●甲状腺结节

甲状腺结节（肿瘤）是指甲状腺上长了小瘤。韩国人口中每10万人中就有0.76名男性、3.87名女性患此病，占癌症的4.43%。在我国，甲状腺结节的检出率高达19%~67%。没有特别的症状，只是喉咙看上去有点突出或喉咙处感觉有小的结块。如果是恶性结节的话必须手术。如果是甲状腺癌的话不仅是有癌的部位，一般整个甲状腺都要切掉。

甲状腺疾病的预防

巨大的压力或慢性的压力是发病的重要原因，所以要努力减少压力。另外，要注意不要接触水银之类的重金属、放射物、农药、二氧化苯等。

乳房肿瘤

症状说明

　　乳房是生育后给孩子提供必要营养，具有输乳功能的器官。乳房里有很多淋巴管，可能会长各种肿瘤。根据肿瘤的种类不同，不是大问题的肿瘤用手术摘除即可，但是如果是恶性肿瘤，乳腺癌时一定要通过手术进行摘除。

✔ **推测疾病（请在相符的项前画√）**·····························

乳腺癌

□ 胸部有瘤。

□ 母亲或姊妹中有乳腺癌患者。

□ 一边乳房有乳腺癌。

□ 没有生产经历。

□ 30岁后第一次生产。

□ 肥胖或摄取过多动物脂肪。

□ 初经早、绝经晚等长时间激素刺激。

□ 胸部接受过放射线治疗。

□ 有持续的乳房问题，子宫内膜、卵巢、大肠里有恶性肿瘤。

乳腺癌

病例 *43岁 张小英*
胸里有能够抓到的小疙瘩

我是一名有一个上小学孩子的母亲。去年做健康检查时做了乳腺癌检查，医生说我是高密度乳房，建议我再做进一步的检查，但是没当回事就过去了。几天前胸部持续疼痛，洗澡的时候有摸到瘤的感觉。去社区医院做了超声波检查，说左侧乳房长了几个0.6厘米的瘤。必须要去大医院检查吗？我想知道我是不是得了乳腺癌，非常害怕。

什么叫乳腺癌

乳腺癌与只在乳房里生长的良性肿瘤不同，是遍布乳房内外，能威胁生命的恶性肿瘤。在乳房众多种类的细胞中，某一种细胞形成癌，就成为乳腺癌的种类。

根据癌起源的细胞的种类、发病部位等分为浸润性导管癌、浸润性小叶癌、导管内癌、小叶原位癌、乳头湿疹样乳腺癌等。

美国国立癌研究所（NCI）建议，40岁以上的女性每1~2年做一次乳房影像检查。韩国与西方相比，其他年龄段也常患乳腺癌。在我国，45～50岁乳腺癌的发病率较高。如乳腺密度大建议做以下乳腺癌检查。

1	30岁以上的女性：每月做乳房自我检查
2	35岁以上的女性：每隔2年去医院做影像检查
3	40岁以上的女性：每隔1～2年去医院做乳房影像检查

乳腺癌的治疗

如果做手术的话要在进行化学疗法后进行手术。术后用放射线和激素疗法进行辅助治疗。不能做手术时用抗癌化学疗法、激素疗法、放射线进行治疗。手术根据肿瘤的大小、位置、种类用以下方法进行治疗。

●乳房部分切除术（乳房保存手术）

主要是肿瘤早期做诊断时实行。肿瘤大小在4~5厘米以下、单一肿瘤、没有严重的癌细胞成分时施行。最近有早期诊断率增加的趋势。术后一定要做放射线治疗，减少复发。

●乳腺癌改良根治术（乳房完全摘除术）

乳头下肿瘤或肿瘤大小很大的时候实行。包含乳头和皮肤、全部乳房组织和淋巴结全部摘除的方法。最终根据检查结果，肿瘤的个头大或淋巴结是否转移的情况进行放射线治疗。

●淋巴结切片采集术

为了确定癌的淋巴结转移状态的手术。淋巴结（癌最有可能转移的淋巴液和淋巴结）切片没有癌的时候，采集2~5个淋巴结切片手术就可以结束。如果淋巴结切片发现癌症转移的话，所有有转移可能性的淋巴结都要切除。

●乳房切除后再建术

癌症复发可能性小的时候，因乳房丧失会给患者造成很大的精神打击，所以要实行乳房再建术。乳房切除后用填充肌肉和人工填充物的方法再建乳房，最终达到美容的效果和心理满足感。乳房再建术一般和乳腺癌手术同时进行或术后3~6个月进行。通常利用自己的组织（肌肉）或人工填充物。

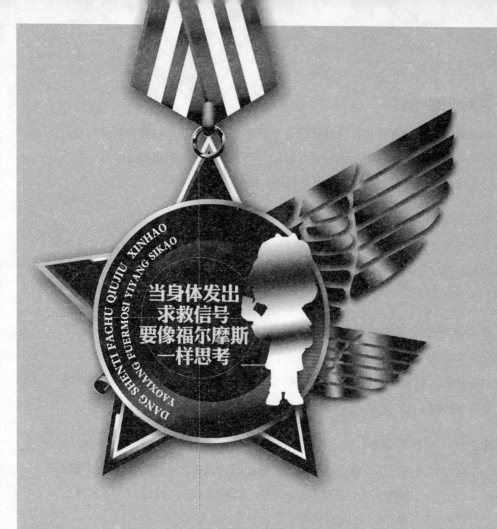

当身体发出
求救信号
要像福尔摩斯
一样思考

DANG SHENTI FACHU QIUJIU XINHAO
YAOXIANG FUERMOSI YIYANG SIKAO

第四章　下身

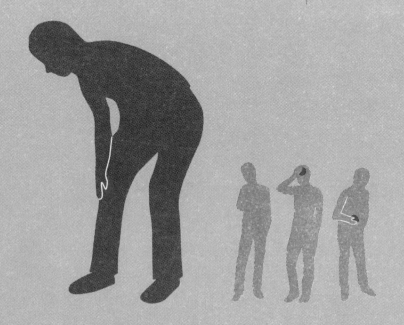

尿 频

症状说明

　　健康成人一次尿量大约300毫升。根据水分摄取、温度、运动量、流汗程度会有不同，但是正常的尿量一天平均量是1.2~1.6升，一天平均4到6次，多的时候8次，根据水分摄取量会有不同。比这个排尿次数多的就是尿频。根据情况会有一时的小便增加，但是如果这样的症状持续的话就要怀疑身体是不是出现了异常。

✔ **推测疾病（请在相符的项前画√ ）**

尿崩症

□ 感觉渴，不喝水就受不了。

□ 晚上起夜，总想排尿。

□ 没吃特别的食物，但是尿液的颜色发黄，有很多泡沫。

疾病

尿崩症

病例 **8岁 赵尚熏 妈妈**
孩子小便突然变频繁，长大会自然好吗?

　　最近我儿子总是口渴，也不流汗，喝5杯水的话就老上厕所。频繁小便，半夜起夜还得去两次。经常早晨一看被子上尿了个世界地图，我非常生气，还把孩子骂了。婆婆说夏天喝水喝得多是正常现象，周边的老人也说长大就好了，不要怪孩子。孩子爸爸也觉得孩子这么大了还尿床很愁人。但是以前我家孩子比同龄人更早知道自己上厕所，当时大家都夸他呢。不知道他以后长大了能变好吗? 很担心。

什么叫尿崩症

　　脑垂体是调节我们体内激素分泌的器官。脑垂体的前叶分泌的抗利尿激素有调节身体尿量的作用。抗利尿激素异常的话，喝的水全由尿液排出，并伴有干渴症状，这就是尿崩症。

尿崩症的发病原因

　　尿崩症的发病原因分为以下三种:

中枢性尿崩症	脑垂体后叶下部出现问题，不能产生抗利尿激素
肾性尿崩症	抗利尿激素作用的肾脏出现问题
一次性多饮症	摄取过多的水分，抗利尿激素受抑制

尿崩症的治疗

尿崩症是难治的疾病，除了药物治疗外没有特别的解决对策。如果不去内分泌科做精密的检查，是诊断不出来的，所以常常发现较晚。在医院一般的处方解决不了就要去专科医院做检查。一般处方药用去氨加压素片和鞣酸加压素。

被诊断患尿崩症后平时要规律喝水，养成自己判断尿液量和颜色的习惯。一年一次做定期检查，观察抗利尿激素的变化程度。

尿崩症的预防

尿崩症没有特别的预防方法。怀疑得了尿崩症的话要每天记录排尿的量和次数。确认有严重的变化时要到泌尿科进行检查。

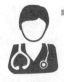

血 尿

症状说明

　　血尿是尿液中混有非正常量的红细胞，该病与药物或饮食原因导致的单纯的尿液变化不同。一种是用眼睛可以看到颜色变化的血尿。另一种是只有用显微镜才可以看到的显微镜血尿。

　　只有一两次的少量血尿不全是异常现象。一时的血尿是经常发生的现象，生理期、感染、过敏、运动、外伤都会引起血尿。持续的血尿或量较多时，对血尿产生的原因就要做精密的筛查。

✔ 推测疾病（请在相符的项前画√）

膀胱结核

□ 排尿频繁，一天8次以上，日常生活感觉非常不便。

□ 每次排尿时有刺痛感和不适感。

□ 尿液中有泡沫或带血。

膀胱结核

 病例 46岁 黄敏元
小便带血

我是未婚的公司职员。我原来就总爱去厕所，我认为可能是我爱喝酒的原因。男的在社交场合下不管你喜欢不喜欢不都得喝酒嘛，但是喝了5分钟就想去厕所。在公司有重要会议的时候也得去好几趟厕所。因为经常想小便，所以利用公共交通工具出行也非常困难。大概两周前小便里带血，我想可能过了一两天就好了，但是现在几乎每天小便都带血。想去医院但是非常害怕，这到底是什么病啊？

什么叫膀胱结核

膀胱结核也叫结核性膀胱炎。主要是肺里的结核菌通过血液转移到肾脏，引起肾脏结核后又通过输尿管到膀胱里。所以膀胱里有结核性病变时肾脏里也一定有结核。

膀胱结核的发病原因

膀胱结核和一般结核病类似，是结核菌感染引起的。过度饮酒、吸烟等不规则的饮食习惯是发病的重要原因。

膀胱结核的治疗

最近膀胱结核发病率明显下降，感染率大概是5%。膀胱结核一旦发病的话就要马上用药物进行治疗。症状严重时，膀胱中只有50毫升尿液，都能感到尿意，这时要做膀胱扩大术。

膀胱结核的预防

过去得过肺结核的话就要注意，平时饮食和睡眠习惯一定要规律。膀胱结核与排尿痛、频尿、血尿等膀胱炎症状相似，但是只检查尿液发现不了结核菌，所以要做准确的诊断会花费一定时间。尿液检查中有持续的炎症，但是排量检查中检不出细菌的话就要考虑是不是膀胱结核。接下来就要做膀胱镜检查、遗传因子检查等。

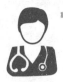

尿失禁

症状说明

尿失禁是排尿时自己的意识无法控制。最近随着老龄人群增加，发病率也在增加。该病具体分为：没有任何原因，尿液自然溢出的无抑制性膀胱功能障碍的尿失禁；因咳嗽腹压上升时发生的压力性尿失禁；想小便时忍不住的急迫性尿失禁；膀胱里溢满尿液发生的充盈性尿失禁。

✔ 推测疾病（请在相符的项前画√）

过敏性膀胱炎

□ 一天排尿8次以上。

□ 排尿忍不住，去厕所裤子还没脱呢，尿就出来了。

□ 无论去哪先找厕所，上厕所困难的地方不去。

□ 害怕排尿，不喝饮料和水，给日常生活和工作造成不便。

□ 就寝后要去2次以上厕所，就寝时有时要用纸尿裤或尿布。

过敏性膀胱炎

 病例 10岁 吴庆善 妈妈
小孩10岁，总是忍不住小便，过一段时间会变好吗？

我女儿十岁了，她去厕所的话我还得跟着去，我不是个急性子的妈妈。因为我女儿都10岁了，内裤里边还有小便的痕迹，换内裤时总会和很早就会小便的大孩子比。二女儿总说想小便，卫生间就在眼皮子底下也会尿裤子。偶尔跳的时候自己都不知道内裤就湿了，如果责备她的话孩子会很自卑。这到底是不是病呢？真得像老人们说的长大就好了吗？

什么叫过敏性膀胱炎

过敏性膀胱炎是指和一般人不同，只要有一点尿液就忍不住，就要找厕所或自己都不知道就尿出来的症状，也叫做急迫性尿失禁。特别是有晚上经常排尿或睡觉时排尿的夜尿症症状。不仅是50岁以上的女性，7名小孩中就有1名有过敏性膀胱炎。

过敏性膀胱炎的发病原因

一般认为是因为膀胱肌肉或调解膀胱的肌肉过分敏感导致发病。但是这个理由是否准确尚不明确。

过敏性膀胱炎的治疗

　　过敏性膀胱炎不是威胁生命的疾病，但是对生活质量有很大的影响，特别是成人。如果和同龄人相比，常忍不住排尿或有不适感的话就要去泌尿科做检查，通过检查做准确的诊断。孩子因为羞耻心会感到自卑，所以家长要给予孩子特别的关心。根据泌尿科的诊断自己要配合治疗，做排尿日志的行动治疗，根据神经调节反应的症状做恰当的治疗。如果是小孩，父母要和孩子一起制定排尿日志，养成关心自己健康的习惯。

过敏性膀胱炎的预防

　　摄取定量的水，尽量限制摄取刺激膀胱的碳酸饮料、咖啡因。特别是有慢性便秘的话，一定要改善。

夜 尿

症状说明

一般成人白天排尿4~6次，晚上睡觉0~1次，多的时候一天一共排尿10次以内，超过这个范围，排尿次数非正常的增加的话就是尿频。只有白天尿频叫昼间尿频，只有夜间尿频叫夜间尿或夜尿。肾脏功能低下，尿不能浓缩的慢性肾功能不全患或下部尿路闭塞性患者经常有夜尿。如果不是这样的原因，正常的成人晚上摄取大量的水分或摄取大量咖啡、酒精性的饮料的时候也会出现夜尿。没有夜尿，只有昼间尿频的时候可能是神经性紧张。

✔推测疾病（请在相符的项前画√）..

前列腺肥大（前列腺增大）

☐ 尿无力、尿线细小、尿流滴沥、分段排尿。

☐ 尿完了还想尿，有尿液留在膀胱的感觉。

☐ 排尿费力，要等半天才能排出来。

疾病

前列腺肥大

 病例 **55岁 南允贤**
因为小便放弃了睡眠

　　我是50多岁的建筑设计师。我最近凌晨3点必须去厕所，醒了就睡不着了。前一天喝多的话睡着睡着就醒，严重的时候做梦都梦见要上厕所。自然的生活变得不规律，白天感觉非常疲劳，白天睡觉的时间也增多。后来去了泌尿科说是夜尿和前列腺肥大，应该怎么治疗啊？

什么叫前列腺肥大

　　前列腺肥大，亦称前列腺增生，是前列腺变大的症状，贯通于前列腺间的尿道受到压迫，排尿就会出现问题。前列腺是小便和精液通过的器官，前列腺出现一点问题的话小便或排除精液时就会有困难，男性的生活质量就会下降。前列腺肥大通常在50岁以上的男性中发生，会有尿频或排尿障碍的症状。如果上了年纪有残尿、细尿（尿线细小）、夜尿等排尿不便的症状，这些都是前列腺肥大的代表症状。

前列腺肥大的发病原因

　　前列腺肥大是在很多复杂的因素作用下发病的，现在公认的原因是睾丸老化。前列腺是受男性激素影响的器官，因年龄增长，男性激素的分解和代谢功能下降导致前列腺变大。前列腺肥大随着年龄的增长，症状会更加严重。医学界有这样的说法，50岁50%、60岁60%、70岁70%的人有前列腺肥大的烦恼。除此之外，遗传因素或有家族病史者也和前列腺肥大发病率有关。

前列腺肥大的治疗

前列腺发病，叫做DHT（二氢睾丸酮）的激素起了最主要的作用。服用抑制DHT的药物6个月，前列腺大小会减少15%~25%。但是如果中断服用的话前列腺会再次增大，所以要长期服药。少数服药者会有性欲减退和阳痿的不良反应。男性脱发者会有头发长出的有利的用药后反应。治疗阳痿的药物对缓解前列腺肥大症状有帮助，所以也会作为治疗药物被使用。

前列腺肥大的根本治疗方法是做手术摘除肥大的前列腺组织，特别是伴随完全不能排尿的急性尿闭、自发性尿路感染、血尿、肾脏功能低下、膀胱结核等疾病时一定要做手术。可以利用内视镜做尿道内视镜手术或开腹手术。

前列腺肥大的预防

中年以后为了维护前列腺健康要适当运动，饮食规律。要坚持规律的性生活，充分休息，减少压力。

排便障碍

症状说明

排便是直肠的粪便通过肛门排出体外的生理现象。但是2天以上持续腹泻、2周以上持续便秘、突然之间想排便、血便等都是肚子里的其他疾病发出的警告信号。

✔ 推测疾病（请在相符的项前画√）...................................

子宫内膜炎

☐ 肚脐以下的下腹部疼痛。　☐ 突然头痛。

☐ 伴随便秘、腹泻、腹痛。　☐ 有生理期痛、骨盆痛、性交痛。

☐ 经常感觉腹部不适。　☐ 有不育的诊断。

☐ 和肌肉疼差不多的疼痛遍及腰、腿，甚至全身。

克罗恩病

☐ 长时间持续腹痛、腹泻、肠出血。

☐ 因腹痛、腹泻、肠出血等导致贫血、维生素缺乏、脱水、食欲减退、发热、体重减轻、营养不良等。

☐ 发现血便、黏液便。

☐ 会有强直性脊柱炎、皮肤黏膜疾病等并发症。

☐ 在大肠部位发生，会有肛门和直肠周围脓肿的并发症。

☐ 儿童发病，会给成长发育带来很多障碍。

☐ 肛门发病，会伴随多发性肛瘘。

....

大肠癌

☐ 频繁腹泻或严重便秘。

☐ 有消化不良的症状。

☐ 腹部有膨胀感或有疼痛的症状。

☐ 突然之间体重下降。

☐ 便里带血。

☐ 贫血，眩晕。

☐ 有家族病史。

疾病①

子宫内膜炎

 病例 53岁 郑恩淑
严重的便秘动都不能动

　　下腹感觉沉沉的疼痛，每天都有好几次想排便的信号，每次想排便，上厕所都不能畅快的排出来。便秘困扰我已经超过10多年了，刚开始以为谁都会有这样的症状，但是时间越长越严重。总吃治便秘的药，喝乳酸饮料，可都没什么用。下腹好像用粗铁丝扎似的疼，感觉像要死了似的。因为便秘非常痛苦，我是不是有什么其他大病啊，非常担心。

什么叫子宫内膜炎

　　应该存在于子宫里的子宫内膜组织在卵巢、卵管为首的子宫以外部位存在的疾病。子宫内膜组织逆流帖附在卵巢、卵管、大肠等部位，这个时候就会引发炎症和疼痛。

子宫内膜炎的发病原因

子宫内膜炎是子宫内膜组织附在子宫以外的组织诱发炎症的疾病。月经血逆流或血液循环导致子宫内膜组织流出就可能引发炎症。正常人月经血逆流是经常发生的现象，不用太担心，只有极少数人得此病，可能是因为免疫力缺陷的原因。一部分得子宫内膜炎是因为遗传，女性家族中如有人得此病，那么女性得此病的概率将会增加7倍。

子宫内膜炎的治疗

子宫内膜炎一般根据病的状态用停止月经的药物疗法和摘除发病部位的手术疗法进行治疗。治疗时要摘除有变化的部位，同时子宫内膜炎导致的后遗症（不育症等）要同时治疗。

最近研究表明，手术治疗后服用口服避孕药的话，1年内复发率会减少。但是术后2~3年以后服药与不服药的人相比，复发率没有太大的差异。

子宫内膜炎的预防

子宫内膜炎的预防方法尚不明确。

有报道说，口服避孕药对预防子宫内膜炎有疗效，但是证据不足。另有报道称，根据研究反而得出了相反的结果。

疾病②

克罗恩病

 病例 19岁 苏成珍
我被诊断为克罗恩病，这到底是什么病啊？

我平时总腹泻，以为是吃坏东西或胃肠功能比较弱。去医院做了综合检查说是克罗恩病。没听过这个病，认为不是大病，但是好像不是那样的。我以后得怎么办啊？

什么是克罗恩病

克罗恩病是消化器官所有的地方都可怀疑发生的慢性炎症性疾病，也叫局限性肠炎。1932由年美国医生克罗恩首次发现，所以就以克罗恩命名。从口腔到肛门的消化器官任何部位都有可能发病，特别是小肠末端的回肠常发病。患克罗恩病后，内从结膜到脏壁大范围的脏器发生溃疡并伴有狭窄、闭塞、出血、脓肿等症状。克罗恩病是西方的常见疾病，最近我国的发病率也在逐渐升高。

克罗恩病的发病原因

目前为止发病原因尚不明确。据推断是感染、免疫力低、遗传、环境、精神等因素引发的。年轻人发病多，并且反复复发。

克罗恩病的治疗

一般首先用药物进行治疗。如果药物治疗无效，而需做手术的话，患并发症的概率会很高。在小肠发病进行治疗比较困难，多次手术的话小肠会被渐渐地切除，发生营养吸收障碍。若发病部位是大肠，通过切除全部大肠治愈率会达到80%。

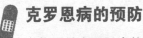 **克罗恩病的预防**

食物不是克罗恩病的发病原因，但是肠部有活动性炎症反应时，如果实施饮食疗法的话会对预防克罗恩病有帮助。

1	吃温性的食物
2	避免吃脂肪多的肉食、乳制品、刺激性强的香辛料、酒精、咖啡、碳酸饮料、纤维含量多的蔬菜类
3	吃饭时要吃比平时少的量

疾病③
············

大肠癌
············

 病例 **49岁 郑云植**
便里带血

有酒局时一般喝两瓶烧酒抽一盒烟。但是从几个月前开始有排便感，但去厕所时又排不出来，或者出来的便比较细。最近便里带血，当时非常慌张。因为经常喝酒所以认为可能是胃炎，去医院检查说是大肠肿瘤，是癌。当时非常伤心，觉得这样还不如死了，于是一直待在房间里不肯出来。看着孩子们一直哭，还是下决心要活下去。我该怎么办才好啊？

什么叫大肠癌

大肠癌根据部位分可以分为结肠癌和直肠癌，在直肠部位发病的情况大约占50%。最近由于饮食习惯的改变，大肠癌的发病率有增加的趋势。大肠癌在所有年龄段都能发病，但是年龄越大发病率越高，50~60岁经常发病。从男女发病比例来看，女性多患结肠癌，男性患直肠癌比例略高。

大肠癌发病原因

大肠癌的发病原因有以下几点

●动物性饱和脂肪的摄入

这是大肠癌发病的最重要原因。最近随着人们的饮食习惯改变，西式化饱和脂肪的摄取在增加，因此肝的胆固醇数值也会相应增加，胆汁酸的分泌也会增加。大肠内胆汁酸的量增加会使细菌变活跃，大肠细胞就被损坏。

●膳食纤维摄入不足

膳食纤维摄入不足，废物通过肠的时间变长，粪便就会长时间接触大肠。结果会导致息肉，引发癌变的可能性就会增加。

●钙和维生素D摄入不足

钙有抑制大肠癌发生的效果，帮助钙吸收的成分就是维生素D。所以平时最好增加钙和维生素D的摄取。

●遗传因素

直系亲属中有人患大肠癌的话就要定期做检查，及早发现。早期发现的话治愈率达90%。最近做遗传因子检查可以知道是否遗传。

●大量摄取油炸食物或烧烤类食物

烤或炸的肉类在高温中会产生致癌物质，大量摄取这种致癌物质会引发大肠癌。

大肠癌的治疗

治疗方法要根据癌症的发展状况决定。可以采用外科摘除手术、抗癌化学疗法及放射线疗法同时进行。5年平均生存率为30%，复发率为60%。复发时必须迅速治疗。为了在复发的早期发现，要通过CEA数值检查进行观测。

大肠癌的预防

●定期做癌症检查

特别是有家族病史的情况下更要做定期检查。慢性炎症性大肠疾病或大肠息肉、家族性息肉症或过去有患过大肠癌的就要定期做癌症检查。

即使家族史中没有此病例也要定期做癌症检查。

●保持健康体重

通过适当的运动，维持健康的体重。

●保持健康的饮食习惯

充分摄取含纤维多的食物，还有蒜、牛奶、钙等。蘑菇、绿色的海藻类对预防大肠癌也有帮助。多吃富含维生素D的干香菇、木耳、平菇。

●每周做5次以上，每次30分钟以上的运动

身体运动可以使肠胃充分运动。为了产生维生素D，每天应晒20分钟以上的太阳。

●禁烟

不吸烟，减少饮酒量。

腿 麻

症状说明

麻是麻痹症状的一种。由于某种原因血管内的血流停滞，中枢神经、末梢神经发生障碍就会出现持续的像电击似的异常的感觉。由于按压姿势异常导致的一时发麻症状不用担心。如果没有特别的原因，相同的症状持续出现的话，可能是有其他疾病。

✔ 推测疾病（请在相符的项前画√）··

腰椎间盘突出症

☐ 持续腰痛、腿麻。

☐ 脚背里边和外边感觉异常。

☐ 用脚后跟走路困难。

脊柱侧弯症

☐ 严重腰疼、腿麻、肩膀酸。

☐ 正确姿势站着的时候，两边肩膀的高度和乳房大小不同。

☐ 从后看的话脊椎变弯，肩胛骨或背部的一部分不均衡的突出。

☐ 上体向前弯曲90度时，背看起来弯，肩胛骨或肋骨有一边突出。

不安腿综合征

☐ 腿部有不便和不适感。

☐ 弯腰或坐着的时候，休息或不动的时候，会有想动的冲动，立刻有不适感，
　并且症状渐渐严重。

☐ 想动的冲动或不适感因运动而缓解。

☐ 想动的冲动在晚上或深夜出现。

· ·

疾病①

腰椎间盘突出症

病例 26岁 李银珠
腿和脚尖麻，腰疼

　　我是大学毕业准备找工作的应届毕业生。为了准备就业，我通常在图书馆
坐着学习10个小时以上。最近坐的时间变长，腰以下突然疼，腿还麻。严重时脚
尖像过电似麻酥酥的感觉。因腿麻严重总是变换姿势，但是也不见好，需要出去
休息好一会才能好。在家做腿部按摩也不好，坐着都费劲，已经给学业造成了障
碍，所以非常担心。坐久了就会这样吗？还是得了什么病了？

什么叫腰椎间盘突出症（椎间盘突出）

　　脊椎骨之间有个叫椎间盘的组织。腰椎间盘突出症是由于支撑椎间盘的韧带
破裂或侧弯症（向旁边弯的症状），导致椎间盘脱离原来的位置，诱发炎症和疼
痛的疾病。

44岁以下的腰椎间盘突出症患者占44%，患者每年增加10%。特别是20~30岁的腰椎间盘突出症患者认为，没什么事，不治疗的情况很多。但是如果腰椎间盘突出症严重的话会导致运动功能低下、麻痹，甚至大小便障碍，所以一定要及早治疗。平时养成正确的生活习惯非常重要。

腰椎间盘突出症的原因

　　脊椎的退化性变化从10多岁的后半期或20多岁的前半期开始出现。脊椎的骨头和骨头间存在的椎间盘开始老化，围绕椎间盘的中心位置的纤维韧带就会发生龟裂和破裂。这个时候过大的动作、不正确的姿势等都会给椎间盘造成压力，在纤维韧带里堆积的髓核使纤维韧带裂开，诱发椎间盘突出症。

腰椎间盘突出症的原因主要有以下几点	
1	因事故引发的腰部损伤
2	不正确的姿势导致的脊柱变形
3	体重过重
4	过度的运动

腰椎间盘突出症的治疗

　　腰椎间盘突出症可以用保守疗法和手术疗法两种方法治疗。保守疗法是保持绝对的静养，服用消炎镇痛药物，骨盆牵引、热治疗、超声波治疗、按摩等物理治疗，以及用固定器等方法。

　　手术治疗在保守治疗6~12周后无效果或其他症状影响日常生活时施行。

腰椎间盘突出症的预防

平时保持正确的姿势是预防腰椎间盘突出症最好的方法。保持以下的生活规律，能预防腰椎间盘突出症。

1	提重物时最大限度的靠近身体
2	弯腰时不扭曲
3	坐在椅背向后倾斜的椅子上的时候屁股抵住椅背，腰要挺直。坐20～30分钟要站起来一次，缓解腰部压力
4	有扶手、脚跟能着地的椅子最好
5	站的时候两只脚交替放在低的脚凳或箱子上，工作台要放在舒服的高度
6	尽量不要穿高跟鞋等跟高的鞋子
7	开车时座位靠近方向盘，使膝盖变高，腰部垫个垫子做支撑
8	睡觉的时候选择比较硬，但是有软垫的地上或床上睡，膝盖下边垫个枕头侧卧睡觉

疾病②

脊柱侧弯症

病例 **31岁 李世恩**
大家都说我的腰有点弯

我是工作5年的女性发型设计师。整天站着工作，工作结束之后总腰疼。几个月前从腿到腰持续的酸麻、疼痛。穿舒服的鞋工作的话就好多了，由于是从事美容方面的工作，经常要穿高跟鞋工作，所以就和领导说由于身体原因我得穿运动鞋工作请他谅解，但是穿了运动鞋之后还是没好。最近因为腰太疼了，就和朋友去瑜伽馆做瑜伽。瑜伽老师看到我说我的脊椎有点弯。我的腰真的出现问题了吗？

什么叫脊柱侧弯症

脊柱侧弯症意思是脊椎弯曲。正常的脊椎从正面看是一直的。但是有脊柱侧弯症的脊椎从正面看是弯曲的。

脊柱侧弯症的原因

脊柱侧弯症的患者中，有85％以上是不明原因的特发性脊柱侧弯症。此外，还有15％在胎儿期脊椎生成的过程中发生异常导致先天性的脊椎侧弯。

脊柱侧弯症的治疗

●观察

观察脊椎弯曲的程度，掌握脊椎状态。处在成长期的患者的脊柱有20° 以下的弯曲或成长完成的患者的脊椎有不到50° 的弯曲时，不需要治疗，持续观察就可以了。

●辅助治疗

辅助治疗主要用于脊柱比较柔软的弯曲，弯曲的角度在20°~40° 左右，这种疗法对成长期还有2年以上的患者比较有效。比如说女性在初次月经以前或初次月经后1年以内发现有脊柱侧弯症的话，就可以做辅助治疗。

●**手术治疗**

下面是需要手术治疗的具体情况

1	侧弯严重，外观上不能接受的变形
2	成长期儿童的脊椎弯曲40°～50°以上
3	身体严重不均衡或感觉2级疼痛

脊柱侧弯症的预防

目前还没有预防脊柱侧弯症的方法。开始感觉疼痛的话照镜子及早发现自己身体的异常。

疾病③

不安腿综合征

病例 **28岁 金成秀**
晚上腿麻，睡不着觉

　我是刚迈入社会的28岁公司职员。最近最苦闷的事是失眠，睡不着，工作效率也低，因为我是公司新职员所以就更头疼。我睡不着的理由是腿麻，白天没事，一到晚上就腿麻。刚开始是麻，最近感觉像触电似的，麻得严重而且还感觉痉挛，觉也睡不好。小学时因为成长痛也有睡不着的时候，但是现在和那时候的感觉不同。是因为最近压力太大了吗？理由到底是什么啊。

🩺 什么叫不安腿综合征

不安腿综合征没有明确的发病原因，是腿部发生疼痛的疾病。主要是睡觉前腿出现异常的感觉，因为睡觉时腿动，所以会引发睡眠障碍。主要是晚上发生，腿不动的话症状会更严重，腿动的时候就会好转。

🔬 引起不安腿综合征的原因

很多情况下原因不明。研究者推测与脑多巴胺系统的不均衡有关。压力会让不安腿综合征恶化，怀孕、激素变化会引起一时的不安腿综合征恶化。

💊 不安腿综合征的治疗与预防

不安腿综合征没有特别的相关药物治疗。以下生活习惯的变化就可以预防或使不安腿综合征有明显的好转。

1	经常洗澡、按摩
2	冷热交替做腿浴
3	压力会使症状恶化，所以可以做瑜伽之类的活动
4	适当做运动，缓解压力
5	养成规律睡眠的习惯
6	不喝有咖啡因的饮料
7	不抽烟喝酒

脚趾甲周围炎症

症状说明

不注意的话，脚趾甲周围会有大大小小的伤。脚部为要穿鞋，所以比较湿，细菌也容易繁生。脚趾甲周围受伤的话，细菌刺激就会引发炎症。

✔ 推测疾病（请在相符的项前画√）

嵌甲

□ 脚趾中，特别是右脚拇趾的趾甲经常往肉里长。

□ 脚趾的外侧或内侧有点红肿，还有轻微疼痛。

□ 摩擦严重的话会更肿、出脓水，脚趾甲周围开始化脓。

□ 因疼痛导致正常步行困难。

疾病

嵌 甲

病例 **35岁 智恩淑**
脚趾甲往肉里长非常痛苦

右边拇趾的脚趾甲往肉里长。妈妈因为是嵌甲非常痛苦，我一直都非常努力的管理脚趾甲，但是各种努力都没有用，我的脚趾甲和妈妈长的一样。一直都不疼，但是从上个月开始有疼痛症状。我也要像妈妈一样做手术吗？

什么叫嵌甲

嵌甲是经常看到的手、脚指（趾）甲疾病中的一种。主要是拇趾趾甲发病，脚趾甲往肉里边长，并引起疼痛。

嵌甲的发病原因

嵌甲大部分是由于脚趾甲剪得过深的不良习惯引起的，但是也有遗传因素和因真菌感染导致脚趾变形引起嵌甲。嵌甲复发的可能性高达50%以上。婴幼儿时期脚趾甲柔软不会导致大的伤害，但是过了青少年之后，脚趾甲慢慢变硬并往肉里长，就会引发炎症。

嵌甲的治疗

症状轻的话可以进行消毒等简单的处置，再服用抗生素和消炎药就可以使症状好转。往肉里长的脚趾甲的棱角和肉之间夹个棉花或牙线，这样不手术也能治疗嵌甲。

为了防止复发，有时也纵向摘除整个趾甲。最近有在脚趾甲下面插入固定装置，让脚趾甲不再生长的治疗方法。

嵌甲的预防

1	不要做给脚施加压力的动作
2	脚趾甲两边不要剪得太深，留充分的空间让趾甲不往肉里长
3	与用指甲刀剪指甲相比，最好用锉刀磨指甲
4	平时多给脚消毒，做好脚趾甲的护理